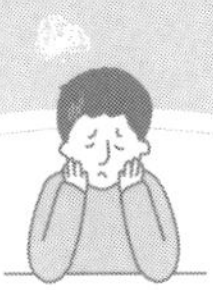

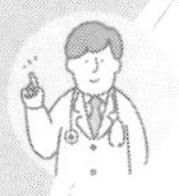

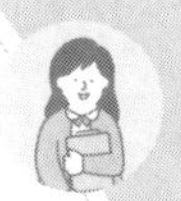

精神科アウトリーチ

心の病に寄り添い、地域で暮らす

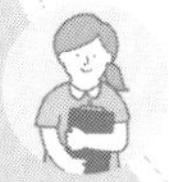

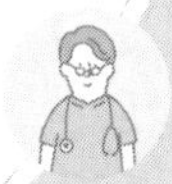

近江 翼

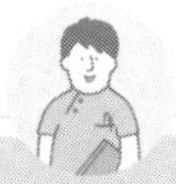

星和書店

精神科アウトリーチ

心の病に寄り添い、地域で暮らす

はじめに

精神科医を志してからこれまで、それほど長い時間が経ったとは言えないものの、それなりにいろいろな場で臨床を経験する機会を得た。研修医だった頃の大学医学部附属病院精神科から始まって、総合病院精神科、精神科単科病院、精神科診療所と、どの医療機関でも外来は診察を待つ人々で溢れかえり、病棟は長期入院患者が欧米主要諸国に比して突出して多いことなど、わが国特有の精神医療の現状を目の当たりにしてきた。これでいいのだろうかという、どこかしらもやもやとした思いをずっと胸に抱きながら、なす術も知らずひたすら目の前の仕事に忙殺される毎日だったような気がする。現在は大学の保健センターで主に大学生のメンタルヘルス相談に従事しながら、ささやかではあるが精神保健福祉行政の一端に参加させてもらっている。そこでは、メンタルヘルスに関する研修会や委員会に携わったり、地域住民にとってもっとも身近な相談窓口である保健所や精神保健福祉センターの業務に触れる機会もあって、講演会や家族会のような集会に招かれることがある。そうした場でしばしば相談を受けるのは、精神疾患の子どもを抱えながら、ときには数十年にも及ぶ長い歳月を、医療に結びつくことなく孤立無援に過ごし、疲弊しきってしまったご家族からの切実な叫びともいえる声である。診察室に座していただけでは到底聞くことがないその声は、治療や支援が本当に必要な人に医療が結びついていないという、わが国精神医療の実態の体感を鋭く迫るものであった。こうした事例の多くは、疾患の特性による病識欠如のために受診を拒否したり、精神症状が重くて通院が中断してしまったり、家族の理解を得られず通院に踏み切れずにいるといった、さまざまな背景を持っている。外来で診察を待つ長い列の陰には、治療や支援を最も必要としていながら医療機関を訪れることなく、ただ途方に暮れているこうした人々が少なからずおり、そうした人々にどのようにして医療の手を差し伸べることができるのかということを問いかけてくる。これまで日々の臨床の流れの中でずっと抱えていた、あのもやもやとした思いの正体はこれであったのかと気づかされるのだ。

わが国は平成16年（2004）に「精神保健医療福祉の改革ビジョン」を策定し、これまで入院治療が中心であった精神医療を、地域生活を中心としたものへと大転換を図ることになった。その地域生活中心の精神医療を支えるのが、「精神科アウトリーチ」という支援である。精神科アウトリーチとは、精神科医・看護師などの保健医療のスタッフと、ソーシャルワーカー・精神保健福祉士などの福祉スタッフが共同してチームを組み、精神障害者の住まいに出向いて、医療と日常生活の両面から支援することをいう。精神障害を抱えた人が平穏な地域生活を維持するには、精神科アウトリーチは必要不可欠な支援であって、わが国が目指す精神病床の削減・長期在院者の削減という目標達成にもその拡充は避けて通れない。しかし、すでに主要欧米諸国にあっては精神医療の中心を担っている精神科アウトリーチであるが、わが国ではその言葉を知る人も少なく、十分な普及にはほど遠い現状にある。こうした状況を打破し、全国に遍く精神科アウトリーチを展開するためには、医療関係者のみならず、広く一般の人々にも精神科アウトリーチについて知っていただき、アウトリーチの舞台となる地域の住民に精神障害への理解を深めていただくことが何よりも急がれるということからこの著作を思い立った。

本書は、まず、精神科アウトリーチという支援手法が成立するに至った三つの背景、すなわち、ノーマライゼーションという理念の出現、ノーマライゼーション理念の実現を可能とした薬物療法の開発、ノーマライゼーションの具現化を大きく後押ししたケネディ教書、という三つの背景を軸に、それらが生まれた歴史的経緯を辿りながら、その意義について考察した。ノーマライゼーション理念の誕生を語るには、それに至るまでの長い精神障害者処遇の歴史を知らねばならない。薬物療法については、多少煩雑ではあるものの向精神薬についての詳細な説明を加えた。１９６３年に発表されたケネディ教書については、それがどのように精神障害者の脱施設化を促し、精神科アウトリーチの誕生に貢献したかを考察した。そして、以上を踏まえて、あらためて現在わが国で実施されている精神科アウトリーチの概要を解説し、今直面している諸課題について言及した。特に、精神障害者の地域生活への移行を阻んでいる難治性精神疾患および精神科身体合併症（精神疾患患者が身体疾患を合併した状態）に対する対応についての提言をまとめた。最後に、英国、米国、ドイツの精神保健医療事情を簡単に触れ、それらと対比しながらわが国の精神科アウトリーチが乗り越えるべき諸課題について考察した。

精神医療の目標は、たとえ障害のためにいろいろな制限があっても、精神障害者が、満足感を持ち、希望に満ちた、人の役に立つ人生を生きることができる社会の実現にある。そのためには、まず精神科アウトリーチがわが国においても広く認知され、全国に広く展開され、それが精神医療の中心となる医療体制を構築する必要がある。本書は些かでもその実現に資することを願ってまとめたものである。

なお、本書は、医療関係者のみならず一般の多くの人々に読んでいただくために、専門用語はできるだけ避け、平易な表現に努めた。やむを得ず使わざるを得なかった専門用語には簡単な注釈を加え、多少の理解の助けとしたのでご活用いただければ幸いである。

また、厚生労働省では「精神障害者アウトリーチ」の用語が用いられることが多いが、本書では、広く精神科領域を対象としたいために、〝精神科アウトリーチ〟という言葉を用いることにした。読者皆さまのご理解を願うものである。

目　次

精神科アウトリーチ

心の病に寄り添い、地域で暮らす

プロローグ

研二さんのアウトリーチ

研二さん

研二さん（仮名）は先月の誕生日で50歳になった。都心から電車で1時間ほどのA市にある公営アパート3階に、姉との2人暮らしである。少し前までは79歳の父が一緒に暮らしていたが、数年前から寝たきりになり、今は近くの特別養護老人ホームに入居している。24時間営業のスーパーに勤務している姉は、毎日午後3時頃に家を出て深夜に帰宅するという勤務のため、研二さんとはほとんど会話がない。

A市は数年前から再開発が進んで、最近では住みたい街にランクインするなど脚光を浴びるようになったが、もともとは昔からの漁業が細々と続く、どこといって特徴のない地方都市である。私鉄の最寄り駅から歩いて25分ほどの公営アパートに、研二さんは物心のついた頃からずっと暮らしている。エレベーターのない3階からの上り下りが最近はしんどいと感じるようになっていた。アパートのある辺りは農地が無秩序に開発されたためだろうか、細い道が入り組んでいて、地図を見ただけでアパートに辿り着くのはなかなか容易ではない。最初の訪問診療に出かけたときはずいぶん迷って困ってしまった。

父親は大工をしていた。無口で、仕事から帰るとちゃぶ台の前にどかっと座り、一人テレビを見ながらだらだらと酒を飲んでいる姿を思い出す。研二さんには口より手のほうが早い父が苦手で、小さい頃からいつも母親の後ろにいたような気がする。5歳年上の姉はとても小柄で、少し歩行に障害があって、家の中でもあまり口を利かない静かな姉だった。そんな姉とは子どもの頃から一緒に遊んだ記憶がほとんどなく、お母さん子だった研二さんはいつも母親と一緒にいることが多かった。

高校卒業後、何となく情報関係の専門学校へ進み、それから先生の勧められるままに情報ソフト制作の会社に就職した。勤め始めてすぐに、「電車やバスに乗るのが怖い。みんなじろじろ僕を見て、笑うてるねん」と言い出すようになった。心配した母親は毎朝研二さんに付き添って通勤してくれたが、その母が突然くも膜下出血で亡くなってしまった。いつもそばにいてくれた母親の死にすっかり動転してしまった研二さんは、今でもその頃のことをほとんど何も想い出せないという。かすかに憶えているのは、「お母ちゃん、お母ちゃん」と泣き崩れていた光景だけである。

葬式を終えて会社に出勤し始めてすぐに、「怖くて、電車には乗られへん」と出社を拒否するようになり、結局会社を辞めてしまった。研二さんが20歳になったばかりの頃のことだ。

父親に連れられて大学病院の精神科を受診した研二さんは、それから2年ばかりはきちんと病院に通っていたが、しだいに休みがちとなり、やがて終日家に閉じ籠もるようになった。

24歳になった頃、「頭に電気が走る感じがするんや」と訴えて、父親と一緒に近くの精神科クリニックを受診したことがある。詳細は不明だが、幻聴、妄想といった病的体験もあり、すでに統合失調症を発症していたものと思われる。しかし処方された薬は飲まず、やがて通院も休みがちとなり、また自室に閉じ籠もってしまった。父親は仕方なくそのまま放置していたが、ある日突然、「人の声が聞こえてくる。みんな僕の悪口を言うてる。音がバシバシ迫ってきて怖いんや」と自室の壁を叩きまわるようになり、今度は自分一人で家から遠く離れた精神科病院を受診した。そこで初めて破瓜型統合失調症[1]と診断されたようだ。

病院に通い始めて間もなく、診察から帰る途中に自転車で転倒して大怪我を負い、搬送された市民病院に2週間ほど入院するということがあった。退院後はそのまま市民病院の精神科に通うことになり、2年ほどは規則的に通院することができた。処方されたリスペリドン（非定型抗精神病薬の一つ）[2]を服用して、精神症状はかなり改善されたようだ。その頃、主治医に勧められて市主催のホームヘルパー講習を受講してヘルパー2級を取得し、近くの特別養護老人ホームで非常勤介護職として働くようになった。

老人ホームの仕事は長くは続かなかったが、母親から教わった折り紙が得意だった研二さんは、ホーム入所者に鮮やかな色の折り紙を用いた作品を教えてあげたり、いくつものパーツを組み合わせた複雑な折り紙作品を仕事の合間に作ってあげたりと、みんなからとても喜ばれたらしい。そのときに介護の仕事が好きになったようで、後日訪問診療で研二さんの家を訪ねたら、ダイニングテーブルの上には、おそらく当時のものと思われる介護福祉士国家試験の参考書や問題集がたくさん積まれていた。

母親が亡くなってからは父親と姉の3人暮らしになった。そのうちに父親に認知症の症状が出始めて、近くの地域包括支援センター[3]の世話になることになった。ケアマネージャー[4]のMさんと知り合ったのはその頃のことである。その後、Mさんには研二さんのことで大変お世話になることになる。

父親の介護をしているうちに市民病院への通院は不定期となり、また通院しなくなった。父親はアルツハイマー型認知症、高血圧症、高脂血症と診断され、要介護3と認定された。Mさんの提案で、週3回はデイサービスに通所し、ヘルパーさんが週3回家に来てくれることになった。

精神状態が落ち着いているときの研二さんは、食事の準備、排泄介助、入浴介助と、献身的に父親の世話をした。父の介護をしているときは疎通性も良好で、しっかり介護に取り組むことができていたようだが、精神状態が悪くなると、「殺してやる」などと父親が通所しているデイサービスに怒鳴り込んでスタッフに暴言を吐いたり、父のおむつ交換をしているヘルパーを威嚇するなど、周囲を不安がらせることがあった。一度は、いきなり地域包括支援センターに飛び込んできて、「生活保護を断られた！　生活をどうしたらええんや！」などと大声で喋り出し、また急に帰ってしまうといったようなことがあった。

「お父ちゃんの頭を孫の手で叩いている！　タオルで身体を絞めている！」と姉から地域包括支援センターに緊急の通報が入り、慌ててMさんらが駆けつけたら、すでに本人は何事もなかったように落ち着いていたということがあった。その頃から父への虐待が見られるようになったものと思われる。

アウトリーチの導入

そんな頃、「最近、研二さんは独語、空笑が活発で落ち着きがなく、話も支離滅裂で、不穏状態が続いている。これまで薬を飲んでいたときには安定した生活ができていたようなので、一度診察してもらえないだろうか」と、ケアマネージャーのMさんから電話相談が入った。

すぐに、精神科医、看護師、精神保健福祉士[5]らアウトリーチのメンバーがケースカンファレンス[6]を開き、研二さんの家族歴、生活歴、現病歴などについて検討の場を持った。

発症から30年近く経過している統合失調症のケースであること、これまで入院歴はなく、数回の精神科受診はいずれも途切れがちで、現在は長い間治療が中断したままであり、精神状態がきわめて悪いことなど、研二さんや家族についてのいろいろな情報を確認した。

母親が元気だった頃はスーパーで働く母親の給料が主に家計を支えていたが、今は父親の年金と姉の給料だけで、経済状況がかなり厳しいこともわかった。

「もし研二が入院したら、お父ちゃんの面倒をみる者が誰もおらんようになる。私も急に仕事を休むこともでけへんし、お父ちゃんを独りにはでけへん」と、研二さんが入院するのをひどく心配している姉が訪問診療を強く希望したこともあり、アウトリーチ支援の開始が決まった。

初回訪問は何よりも重要である。初回訪問によってアウトリーチ導入の成否が決まり、その後の治療継続が大きく左右されるからである。今回も、面接しやすい環境づくりに留意して、研二さんや姉の自尊心を大切にしながら、訴えを傾聴し、状況把握に努めることにした。

姉やケアマネージャーのMさんからは、「研二さんは普段から医者を毛嫌いしており、精神科の診察と言えばすぐに拒否すると思うので、市からの健診ということで来て欲しい」という要望があった。父親の介護を通して研二さんとはすでに面識のあるMさんも同行してもらうことにして、精神科医、看護師、精神保健福祉士がチームを組んで訪問することになった。訪問時刻は、「私も一緒に診察の傍にいたいので、仕事に出かける前に来て欲しい」という姉の要望で、昼過ぎの訪問に決まった。

初回訪問のカルテから

訪問するなり独語活発。

「老人ホームのバイトの面接落ちてしもてん。夏目漱石先生。太陽、星の神様。精神病ってほんまに難しいですわ。幻聴、幻聴…………」

（幻聴がきこえるんですか？）

「…………（幻聴に聴き入っているのか、十数秒の沈黙を経て）、はい。この家で50年間住んでますが、来たときからエアコンやテレビから電波がきて、近くの〇〇医院に父そっくりな医者がいて、いっしょに私に悪さするんです。近いうちに世界は滅びますね」

（どんな？）

「脳腫瘍するんです。脳腫瘍を植え込むんやのうて、頭を痛くするんです。悪だくみですね……」

意識清明。幻聴を疑わせる所見あり。かなり活発な病的体験ありそう。

会話はまとまりなし。会話にタイムラグあり。

対話形式の幻聴か。時々、幻聴にもとづいた発言あり。

診察中に易怒性などは目立たず。

玄関先に、棒で穴をあけた扉、天井あり。姉によると、幻覚に支配されているのか、何かを追い払うように父親の杖で突くことがある、と。

睡眠はとれているようである。

食欲良好。診察中にカップラーメンを食べ始める。

切迫した希死念慮は認めず。

バイタルチェック[7]を求めるも非協力的。

右肩関節後方の痛みを訴えるので湿布薬などを提案してみるも、不要と拒否。

医療機関に長い間かかっておらず、身体疾患の有無は不明、機会を見て受診の要あり。

これまでの精神科治療について尋ねると、表情が急に硬くなり、「そんなこと、したことないですわ」と話す。

内科疾患について尋ねると、「1年前に近くのお医者さんで採血してもらいましてん。いつも○○医院で検査をしてますし、役所から来る健診も毎回受けてます。そやから、お宅に検査してもらわんでもええです」などの発言あり。

精神科治療という言葉には過敏に反応する場面あり。

次回以降、ラポール[8]がつけば、薬物加療について詳しく相談してみることにする。

姉に薬物加療の必要性を説明するが、「そんなん無理に決まってますわ」と反応は今一つ。

本人は父親の介護のことをしきりに心配している様子。

本人に湿布薬や幻聴への効果が期待される薬の処方を提案してみるが、医療費の不安を訴え、受け入れは拒否。

自立支援医療制度[9]など利用可能な制度などについて説明するが、病的体験活発で、病識[10]乏しく、どこまで理解可能か不明。

自立支援医療制度のための診断書作成や申請については、「考えてみますわ」と返答あり。

精神障害者保健福祉手帳[11]、障害年金[12]は未申請とのこと。

次回診察予定について説明するも、「もう、来んといて下さい」と、受け入れ不良。

とりあえず、２週間後、同時刻に訪問予定と伝える。

アセスメントと支援計画

初回訪問を終えて再度カンファレンスを開き、チームメンバー間で次のようなことを確認しあった。

①経過、状態からみて統合失調症と診断できること。

②全身状態の診察は拒否されたので、後日、本人の同意が得られそうな機会を見て身体疾患のチェックを行い、右肩関節後方部痛については精査の必要があること。

③かなり厳しい経済状況にあると思われるので、精神保健福祉士が中心になって、生活保護、精神障害者保健福祉手帳、障害年金、自立支援医療制度など、利用可能なあらゆる制度の検討を開始し、もし申請可能なら本人、姉と相談の上で速やかに取得手続きを進めること（本

人は医療費の不安を訴えており、これが解決すれば医療継続に結びつく可能性が考えられるため）。

④当分の間は、隔週の午後、姉の出勤時刻（午後3時）前の訪問とすること。

⑤本人および姉と、アウトリーチチームメンバーとの間の信頼性構築に努めることをまず第一に考えること。

⑥状態を見ながら検査や薬物治療の導入を図るが、決して急がず、慎重に進めること。

⑦今後、規則正しい服薬定着のためにも訪問看護ステーション[13]との連携の必要もあるので、本人、姉と相談の上で、時期を見てその手配をすること。

⑧キーパーソンである姉は研二さんの病気についての認識がきわめて乏しいので、訪問の際には、折に触れてメンバーそれぞれが自分の立場から病気に対する姉の理解を深めるように努めること。

⑨父親への虐待も疑われるため、訪問時には父親の様子を観察し、状態把握が必要である。もし虐待の可能性が高いときは、父親を担当している地域包括支援センターへ連絡をすること。

⑩あまりうまくいっていないように見える研二さんと姉の関係改善に配慮すること。

⑪父親の介護のことで世話になっている地域包括支援センターのケアマネージャーMさんには、研二さんの件でも引き続き関わっていただくように依頼すること。

⑫訪問時の状況については、ＬＩＮＥ、メール、電話を使って逐次メンバー間での情報共有に努めること。

⑬今後予測される危機介入には、姉やMさんと十分に意思疎通を図り、慎重に事に当たること。
⑭あくまで入院加療を前提とせず、できる限り訪問診療の継続を第一に考えること。

アウトリーチの経過

アウトリーチ開始直後の研二さんは病識が完全に欠如していたために、拒否、拒薬傾向が強く、内服加療を含む精神科治療の導入は困難を極めた。

姉が出勤前で在宅しているときは、姉が玄関を開けてくれたので診察を行えたが、終始拒否的な態度で、血圧や体温などのバイタルサインの測定もなかなか行わせてもらえなかった。

そのうちにバイタルサインの測定だけは何とかできるようになったが、幻覚・妄想状態が著明に認められるときは会話のやり取りも困難となり、内服治療の必要性についても何度となく説明を行ったものの受け入れ不良で導入できず、精神症状の改善しない状態が半年近く続いた。

長期にわたって医療機関は未受診であったので何度も血液検査を勧めたが、いまだに検査を拒否している。血液検査の話題になると会話には応じず、「もうすぐ地球は終わるんや。悪いやつらに乗っ取られてしまう。政治家の事務所に挨拶に回らんとあかん」とか、「家の電化製品から声が聞こえて来る。電源を切っても聞こえてくるんや。電源を入れてないと、そこの道路を走っている車が止まってしまうから、いつも電源を入れてるんや」などと、診察中も病的体験とみられる所見が認められた。

これまで健診は一度も受けたことがなく、血液検査もできないために、全身状態の把握は難しかった。はじめて測定に応じた血圧は１８０近くあり、追加検査や降圧剤による治療を勧めたが、終始拒否した。

姉の不在時には玄関のドアを開けずに、「もういい加減に帰ってくれ、もう来るな」、「先ほど違う病院でちゃんと検査を受けてきたから、もう帰ってくれ」と、門前払いにあうことが何度かあった。

本人が不在のときは、数時間後に再度訪問してみるといった根気強い姿勢で診療を続けた。こうした膠着状況が半年ほど続いたが、その間に姉と相談を重ねた結果、ようやく自立支援医療制度の申請には同意するようになった。

アウトリーチを開始する動機の一つでもあった父親への暴力行為は、アウトリーチ開始後も頻繁にみられた。１回目は初回訪問直後のことで、父親を叩いているという姉からの通報を受け、すぐに主治医とＭさんが駆けつけた。父親と本人の保護のために、早急に入院加療を考慮する必要があると姉に話したが、入院を検討するには医療保護入院(14)の同意者になってもらわなければならない姉が強く反対し、また本人が少し落ち着いたこともあって、入院の話は流れてしまった（最初の入院勧告拒否）。

その数か月後に、今度は父親を突き飛ばして怪我をさせるということが起こった。再び、Ｍさん、主治医、相談員らが危機介入に乗り出した。研二さんは大声を出して相談員にむかって杖をふりかざし、天井や壁を叩いて穴をあけ、威嚇するという強い精神運動興奮状態(15)を認めた。即座に入院が必要と判断したが、「金銭的に入院は厳しい。父親の介護を誰がするのや。父を独りにでけへん」などと姉が強く訴えたために、結局入院には至らなかった。「長い間未治療のままなので、一度入院して症状の改善を図り、退院してから腰を据えた在宅医療を行ってはどうか」と主治医から説得を試みたが、姉の同意が得られず、結局、父親には避難的に施設へ入所してもらい、研二さんについては引き続き自宅で様子を見ることにして、これまでのように訪問治療を続けることになった（2度目の入院勧告拒否）。

研二さんは施設に入所した父親が行方不明になったものと勘違いして、「うちの父親を最近見たか？どこかに隠したんはおまえらか！」と近所の知りあいのところへ押しかけていき、怒鳴りつけるなど粗暴行為が続いたため、急遽カンファレンスを開いて入院を勧めたが、またもや姉が反対した（3度目の入院勧告拒否）。

それ以降、姉には諄々と病気についての説明を繰り返し、薬物治療を導入することの必要性を説いたがうまくいかなかった。しかし、入院には反対ではあるが、一緒に暮らす姉としてはできるだけ本人に穏やかに過ごしてもらいたい、何かがあったときのために医療に関わっておきたいという思いもあって、これまで同様に訪問診療を継続することになった。

そうこうするうちに、かねてから計画していた訪問看護を導入することができるようになった。われわれ以外に、医療的なことだけではなく日常生活における不安や悩みを相談できるような話し相手に自宅へ来てもらうのはどうか、という提案に本人が承諾したのだ。研二さんも、心の底には「誰かに不安や悩みを相談したい」という心理があったのかもしれない。アウトリーチメンバーとは異なった新しい外からの風を入れるということは、大きな意味を持つことがある。同年代の男性看護師ということもあって、研二さんはすぐに打ち解けるようになり、看護師も頻回に主治医に連絡を取って治療方針の擦り合わせを行えたことが大きかったためか、本人との治療関係が少しずつ構築されるようになっていった。

一方、初診時から繰り返し訴えていた右肩関節後方部痛は、「何十年も、あいつら、悪いやつらに嫌がらせを受けて、そのせいで肩が痛いのや。あいつらのせいや」などと、その痛みが病的体験による可能性も考えられた。そのために、痛みの一因になっているかもしれない精神症状を抑えると痛みが改善する可能性も考えられると説明して、抗精神病薬のブロナンセリン貼付剤を処方することにした。本人は疼痛改善の湿布薬ととらえていた可能性もあるが、訪問看護師のサポートもあって、週の半分程度は継続的にブロナンセリンを貼付できるようになり、少しずつ精神症状、疎通性が改善していった。

ブロナンセリンは、脳内のドーパミンD2受容体やセロトニン5-HT2受容体などの拮抗作用によって、幻覚、妄想、感情や意欲の障害などを改善する非定型抗精神病薬であり、ロナセンテープはその世界初の貼付剤である。

この機会を捉えて内服治療の導入についても提案したが拒否して、金銭的な不安からか、「往診にはお金がかかるので、もう来んといてほしい」という言葉を繰り返すようになった。

初診から約1年が経過した頃、突然本人から「最近、幻聴のストレスが強いんや。怖いことや嫌なことを言うてくるんで、ストレスが溜まってしまう。ストレスを軽うするような薬ってあんの？　あるんやったら飲んでみたい」と言い出した。それを好機と捉えて、自立支援医療制度で医療費のサポートを受けていること、そのために医療費の心配はないことを説明して、30代の頃に内服して症状の改善がみられたリスペリドンを処方した。

服用を開始した次の診察時には、「薬ってすごいんやな。ストレスがさっさとなくなったからびっくりしたわ。また続きの薬をくれませんか」と話すようになり、それ以来現在まで何とか投薬治療が継続している。

リスペリドンの内服後は疎通性がさらに改善して、ときには姉に料理を作ったり、趣味の折り紙作りや介護福祉士資格試験の受験教材本の勉強を始めるようになった。「将来、またお年寄りと関われるような仕事をしたいんですわ」と話すまでの回復をみせ、少しずつではあるが自宅での生活も落ち着いてきたようにみえた。

現在の状態を継続するために、週1回の訪問看護を2回に増やすことを検討しているが、本人は費用のことが気になるようで、自立支援医療制度によって費用負担の増大はほとんどないという説明が十分に理解できていない様子である。そのために、月2回の訪問診療の際には、本人と姉に対して、いろいろな制度の説明を根気よく続け、内服継続の重要性についての理解が深まるように努めている。

旅立ちの準備

アウトリーチが始まってから1年余りが経った。肩関節の痛みに対する治療がきっかけで始まったブロナンセリン貼付剤は、やがてリスペリドンの内服が可能となり、精神症状は大きく改善された。趣味の折り紙作りに取り組むようになり、介護福祉士の資格試験に向けた勉強を始め出した。アウトリーチ支援の途中で同世代の男性相談員に替わってからは、電車に乗って外出もできるようになった。姉との関係は相変わらずだが、会話も増えてきたようで、たまに姉に料理を作って一緒に食べるときに、「お父ちゃん、どうしてるやろうか」と話すこともあるという。

障害年金のほうは申請条件を満たさなかったものの、精神障害者保健福祉手帳の申請には本人と姉から同意を得ることができた。障害者手帳が交付されると行政から担当者のサポートを受けることができるようになるので、これからはさまざまなサービス利用について相談できるようになる。これまでは生活保護の受給者ではないので福祉課職員の担当はなく、高齢者でもないからケアマネージャーがつくこともなかったので、われわれ医療スタッフと、父親のケアマネージャーであるMさんらでサポート体制を構築していくしかなかったが、これが大きく改善されることになる。

現在、「また働きたい、自立した生活をしていきたい」という本人の就労への意志を尊重して、以前から訴えていた就労に向けた支援を始めている。とりあえず作業所への通所から開始し、そのうちに就労支援B型[16]に進むことが当面の目標である。作業所までの通所に300円の電車賃がかかるので、少しでも賃金がもらえる段階にもっていきたいと本人も考えているようである。

今一番懸念しているのは、未だに規則正しい内服が難しい状況にあるため、もし怠薬によって精神症状が再燃すれば通所どころではなくなるという不安である。そのために持効性抗精神病薬注射剤[17]（数週間に1回の筋注）への移行を検討し、本人に何度か話を持ちかけているが、いつも拒否され、導入に踏み切れずにいる。

（付記）

研二さん（仮名）をはじめここに登場する人物、事象はすべて実在せず、これまでの臨床場面から寄せ集めて創造された架空のものです。

第一章

精神障害者はいかに処遇されてきたか

精神障害が超自然的、非人間的な現象ではなく、他の身体疾患同様に自然現象であって、医学的に治療されるべき病気として医学の対象と見なされるようになったのは人類の歴史の中ではごく最近のことである。ここでは、そうした認識に至るまでの長い精神医療の歴史（精神障害者の処遇の歴史）について概観してみる。精神障害を有する人がいかに処遇され治療されてきたかという歴史は、彼らが生きた時代や社会を写す鏡であり、その時代や社会の考え方の変遷そのものを辿ることでもある。

ところで、精神障害という用語は、通常、精神病、反応の異常（異常体験反応あるいは神経症）、人格異常、精神遅滞など、精神の病的状態全体をまとめて呼ぶときに用いられており、平成5年（1993）に改正された精神保健福祉法第5条では、精神障害者を「精神分裂病（現在は統合失調症と改称）、精神作用物質による急性中毒またはその依存症、知的障害、精神病質、その他の精神疾患を有する者」と定義している。本書はそれに準拠するものとする。

卑弥呼の神託

中国の史書「三国志」(1)の「魏書」第三十巻「魏志倭人伝」には、邪馬台国の卑弥呼について次のような記載がある。

・・・其國本亦以男子為王　住七八十年　倭國亂相攻伐歷年　乃共立一女子為王
名日卑彌呼　事鬼道能惑衆　年已長大　無夫壻　有男弟佐治國

自為王以來少有見者　以婢千人自侍　唯有男子一人　給飲食傳辭出入居處
宮室樓觀城柵嚴設常有人持兵守衛・・・

その国はもともと男子を王としていたが、七、八十年経つと国は乱れて互いに攻撃しあうようになって歳月が過ぎた。そこで、一人の女子を王として立てた。名を卑弥呼という。鬼道の祀りを行い、人々をうまく惑わせた。非常に高齢で、夫はいないが弟がいて、国を治めるのを助けた。女王となってから朝見できた者はごくわずかであった。千人の侍女が仕えたものの、ただ弟一人だけが食べ物を運び、彼女の言葉を陪聴するために部屋を出入りした。宮殿や高楼には城柵が厳重に作られて、常に武器を持った人が守衛した。

〝鬼道〟については諸説あるが、厳重に警護された宮殿の居室に閉じ籠もった卑弥呼は、弟が食事を運ぶ以外は侍女に会うこともなく、ひたすら祀りを執り行い、神より受けた啓示を弟に伝え、それでもって国を治めたとある。

古今東西を問わず多くの宗教開祖譚として語り継がれているように、卑弥呼が神託を受ける稀有な神秘体験の持ち主であったかどうかはわからない。しかし、卑弥呼のライフスタイルは現在の精神病理学からしてみれば統合失調症に近似するものであって、自閉[2]、幻聴[3]、妄想[4]という統合失調症の主症状と考えられぬものでもない。三国志の成立は２８０年～２９７年とされており、わが国にまだ文字のなかった時代のことである。

精神障害が人類とともにあったのはいうまでもない。しかし、いつの世でも、その不可解さゆえに超自然的、非人間的な現象とみなされ、人々の目には身体疾患とは異なったものと映ったに違いない。ときには卑弥呼のように異能者として畏敬の対象となることもあったであろうが、多くは非難の的となり、排斥され、社会の片隅に追いやられてきた。

ヒポクラテスとガレン

原始社会においては、あらゆる病気は悪霊が人に憑くために起こると考えられるのが通常であった。精神障害とて例外ではなく、それゆえ悪霊や憑きものを人々の身体から追い出すための呪術や加持祈祷が世界各地で行われた。数千年を経た現在にあってもなお、発展途上国のみならず先進諸国においても加持祈祷、呪術の類いは命脈を保っている。

古代ギリシャ・ローマ時代になると、西欧では精神障害は悪霊や憑きものの仕業といった超自然的現象ではなく、身体疾患と同じように自然現象と捉えることができるという理解が一部に始まった。

ギリシャ時代のヒポクラテス（Hippocrates B.C.460−375頃）は、人間には血液、粘液、黄胆汁、黒胆汁の4つの体液があり、たとえば黒胆汁が過剰になるとメランコリーになるといったように、体液のバランスが崩れると病気や精神の異常をきたすという「体液病理説」を唱えた。こうした考えから、当時は瀉血《しゃけつ》(5)などの治療法が行われた。

ローマ時代になると、ガレン（Galen C 129−199）はヒポクラテスの体液病理説をもとにギリシャ医学理論を体系化し、多数の医学書を著わした。彼の医学はカトリック教会に公認されて、ルネサンスに至る１５００年間という長きにわたって絶対の権威とされた。しかし精神障害の治療にみるべきものはなく、ギリシャ医学の科学性は残されていたが、しだいに医学は自由さを失っていき、やがて現実から遊離した思弁的なものになっていった。

中世の魔女狩り

西欧ではキリスト教がローマ帝国に公認されて以来その影響力が強まり、やがて生活の隅々までキリスト教の教えに支配されるようになっていった。

キリスト教では精神障害は人間の罪を罰するために悪魔が乗り移った（悪魔憑き）ために起こると考えられ、精神障害者は悪魔や魔女といった超自然的存在として人々から恐れられ、迫害を受け、悲惨な生活に追いやられた。精神障害者は教会での懺悔を強いられ、悪魔を追い出すための悪魔払いの儀式が行われることもあった。ちなみに、ローマカソリックでは現在でも悪魔払いの秘技が脈々と伝承されているといわれる。

こうした悪魔憑きの迷信は中世のおよそ１０００年の間にわたって信じられた。魔女は悪魔と契約を結び、超自然的な妖術をつかってキリスト教社会の破壊を企む背教者として扱われ、精神障害者の多くが悪魔や魔女とみなされた。異端審問官によって告発された魔女たちは、裁判に付され、拷問を受け、処刑されるという魔女狩りが中世ヨーロッパの各地で行われたのである。

魔女狩りの背景には、領主達からの重い搾取による農民の貧困、２５００万人もが死亡したとされるペストの流行による社会不安、キリスト教の厳しい戒律に対する大衆の不満などがあったと考えられる。魔女を処刑することで不都合事はすべて魔女のせいにすることができたし、為政者にとっては大衆の不満を転嫁させる手段であり、大衆にとっては不満発露の場でもあった。魔女狩りの犠牲となった者は数十万人から数百万人に上ると推定されているが、その中には多数の精神障害者が含まれていたと思われる。

ルネサンスの訪れ

やがて中世の暗黒時代が終わりを告げ、イタリアを中心にヨーロッパ各地からルネサンス（文芸復興）が始まると、それまでの神中心の文化から人間中心の文化への転換が起こり、科学性への回帰がみられるようになっていく。医学においてもキリスト教による思想からの脱却が少しずつ進み、やがてギリシャ時代の古代医学を復興させて文化や芸術にも関連した新しい医学を創ろうという風潮が生まれた。その一端がレオナルド・ダ・ヴィンチ（1452–1519）の「人体解剖図」にもみられるように、解剖学はこの時代に飛躍的な進歩を遂げて、後々の医学や芸術に大きな影響を及ぼすことになる。

こうして魔女狩りは次第に姿を消していったが、一般社会では依然として精神障害は悪魔に取り憑かれたものと信じられ、精神障害者を見世物としたウィーンの狂人塔[6]で知られるように、人間らしい扱いを受けることは少なかった。たとえ治療として行われることがあっても、瀉血、冷水を浴びせる灌水《かんすい》療法、患者を籠に入れて回転する回転療法、患者を落とし穴から水槽に落としてびっくりさせるびっくり風呂のように科学的根拠のない治療が行われるに過ぎなかった。精神医療に近代医学の黎明が訪れるのは19世紀を待たねばならなかった。

ピネルによる鎖からの解放

18世紀から19世紀にかけて勃発した産業革命やフランス革命によって、ヒューマニズムの発現がもたらされることになる。ヒューマニズムとは、宗教や権力よりも人間性を重んじ（人間らしさの尊重）、普遍的な教養を身に着けていこうという思想である。この思想はやがて精神障害者の処遇にも変化を及ぼしていくことになる。

中でも有名なのはピネル（Pinel P 1745–1826）による「精神病者の鎖からの解放」である。ピネルは、はじめ神学、哲学を志した後に医学に転じて、フランス革命直後の１７９３年にパリのビセートル病院（男性患者の公立精神病院）に、１７９５年にはサルペトリエール病院（女性患者の公立精神病院）の医師に就任した。精神病者も人間として処遇されるべきであるとの考えから、患者の衛生、食事、病院内の管理、患者に対する温かい態度などの大切さを強調し、長年拘禁されてきた患者を鎖から解放して人間性の回復を目指した。また、鎖から解放した患者に作業を課すなど近代作業療法の創始者でもあった。ピネルの行った数々の改革は精神障害者に対する人道的治療の先鞭をつけ、後生に大きな影響を及ぼすことになる。現代の視点からすれば限界はあるものの、精神医学史に新しい時代をもたらした人として記憶されるべきであろう。

こうして精神障害者は病人として治癒され、拘束具なく看護されるようになってきたものの、当時は有効な治療法とてなく、自由を束縛されて、終生を施設で送る生活に変わりはなかった。精神医療に起こる大きな変革がもたらされるのは、20世紀半ばに始まる薬物治療の発見を待たねばならない。

岩倉大雲寺の精神障害者コロニー

わが国では、江戸時代頃までは精神障害者の治療と呼べるものは存在せず、寺社で行う加持祈祷や滝に打たれる滝療法といったものが中心であった。漢方医学では精神の病を癲狂《てんきょう》と呼んで病気とみなし、鍼灸や漢方薬などの治療が行われることはあったが、一般には狐憑き、犬神憑きなどと考えられて、憑きものを身体から追い払う加持祈祷がもっぱらであった。座敷牢のように自宅監禁されることもあったが、西欧の魔女狩りのような組織的迫害はなく、多くは放置され、浮浪者として放浪生活を送るなど、変わり者とみなされつつも社会と共存することも多かったと思われる。

特筆すべきは、京都岩倉大雲寺において自然に形成された精神障害者のコロニーである。平安時代に、170年ぶりに藤原氏を外戚としない天皇として第71代天皇に即位した後三条天皇（在位 1068–1073）は、画期的な延久の荘園整理令を発布したことで知られているが、その皇女の佳子内親王が興奮状態に陥ったとき大雲寺に籠もり、そこに湧き出る冷泉によって全快したという逸話がある。そうした話は各地に語り伝えられるようになり、やがて方々から精神障害者やその家族が岩倉村に集まって大雲寺で祈祷するようになった。そのうち、岩倉村には精神病者や家族のために茶屋や宿屋ができるようになり、江戸末期には岩倉村全体が精神障害者コロニーの様相を示すようになった。

西欧でも同様のコロニーが中世から近世にかけて各地に形成された。中でもベルギーのゲール（Geel）は、守護聖人聖ディンプナにまつわる伝説に由来した精神障害者の巡礼地として有名で、中世以来コロニーが形成されて現在に至っている。

此邦ニ生レタルノ不幸

わが国に近代精神医学が輸入されたのは明治になってからである。明治7年（1874）に医制が制定され、その中で癲狂院（現在の精神科病院）設立についての規定がなされた。京都、東京などで公立・私立の癲狂院が設置され、明治19年（1886）には帝国大学医科大学（東京帝国大学医学部の前身）に精神病学教室が設置された。明治33年（1900）には精神障害者について定められた最初の法律である「精神病者監護法」が制定される。この法律は、当時の都道府県知事の許可のもとに、監護を行う責任者が精神障害者を監置できるようにするものであった。当時は精神障害者の多くが私宅で家族によって監護されており、十分な医療が受けられず、監護を行う家族への負担も相当に大きいものであった。当時、東京帝国大学医科大学精神病学教室の教授であった呉秀三（1866－1932）は、全国の私宅監護状況の調査を行い、「精神病者私宅監置ノ実況及ビ其統計的観察」を発表して、わが国における精神障害者の処遇に対する批判を行った。その中で述べられた「我邦十何万ノ精神病者ハ実ニ此病ヲ受ケタルノ不幸ノ外ニ、此邦ニ生マレタルノ不幸ヲ重ヌルモノトイフベシ」の言葉はとりわけ有名で、今なおわが国の精神保健福祉に大きな影響を与えている。

呉秀三らの私宅監置廃絶運動の働きかけによって大正8年（１９１９）に「精神病院法」が制定され、各都道府県が精神病院を設置できるようになったが、国家予算不足（第一次世界大戦参戦のため）などを理由に全国各地での精神病院設置は十分に進まず、その後も私宅監護が続けられた。

精神保健福祉法制定まで

戦後の昭和25年（１９５０）に「精神病者監護法」が廃止され、新たに「精神衛生法」が制定された。これによって精神障害者の私宅監護が禁止されて、ようやくわが国も近代的精神医療の第一歩を踏み出すことになる。同時に「精神病院法」も廃止され、都道府県での公的精神病院の設置が義務づけられて、措置入院制度[7]（自傷他害の恐れのある患者を対象）や精神衛生鑑定医制度などが制定された。

こうして、これまでの私宅監護に代わって精神病院で精神障害者を保護していこうという風潮が高まり、１９５５年頃から１９８０年代頃まで、精神病院、特に民間（私立）の精神病院の建設が盛んに行われるようになった。ちょうどその頃米国では脱施設化が叫ばれるようになり、欧米を中心として精神障害者の処遇が見直される中にあって、わが国はこの世界的潮流に逆行するような精神医療政策を進めていくことになる。なお、２００６年（平成18年）に、「精神病院の用語の整理等のための関係法律の一部を改正する法律」が施行され、行政上使用される用語として精神科病院と改められたため、本書もこれ以降は精神科病院と記すことにする。

そうした中、昭和40年（1965）に当時の米国ライシャワー駐日大使が統合失調症の少年に刺されて負傷するという、いわゆる「ライシャワー事件」が起こった。この事件に端を発した精神障害者の治安対策強化の動きに対して強い反対運動が起こり、監護の強化ではなく、通院治療や社会復帰対策を充実させることの必要性が謳われるようになって、精神衛生法の一部改正が行われた。その結果、都道府県における精神衛生センターの設置、精神障害者の通院医療公費負担制度[8]などが認められることになった。

こうしたわが国の精神医療にさらなる見直しを迫る事件が起こった。昭和59年（1984）に明らかになった、いわゆる宇都宮病院事件である。同院に勤務する看護職員らの暴行によって入院患者2名が死亡したこの事件は大きく取り上げられ、精神障害者の人権が十分に守られていない状況が国内外に明るみにされることになった。

この事件をきっかけに「精神衛生法」改正の声が高まり、昭和63年（1988）に患者の人権保護や社会復帰対策を盛り込んだ「精神保健法」が新たに制定された。精神保健法では、精神障害者の入院形式として任意入院[9]、措置入院、医療保護入院が設定され、患者処遇を審査するために各都道府県に精神医療審査会を創設し、現在の精神保健指定医[10]の職務が規定されるなど、精神障害者の人権擁護、社会復帰の促進が初めて法律で明記された。

平成5年（1993）には精神保健法の見直しが行われ、精神障害者地域生活援助事業（グループホーム）が法定化されるなど、精神障害者の社会復帰を促すための施策がとられた。また、それまで不明確であった精神障害者の定義を「精神分裂病[11]、中毒性精神病、精神薄弱[12]、精神病質その他の精神疾患を有する者」とすることや、精神障害者を絶対的欠格事由者としていた栄養士、調理師、製菓衛生師の資格を相対的欠格事由とすることなどが改められた。

さらに、同年、「心身障害者対策基本法」にかわって新たに「障害者基本法」が制定され、知的障害と身体障害に加えて、それまで対象外であった精神障害が基本法の対象に位置づけられた（いわゆる三障害）。これを契機に、平成7年（1995）に「精神保健法」が一部改正されて、法律の名称も「精神保健及び精神障害者福祉に関する法律（精神保健福祉法）」と改められた。

改正精神保健福祉法

令和4年（2022）10月に国会へ提出された「障害者の日常生活及び社会生活を総合的に支援するための法律の一部を改正する法律案」により、精神保健福祉法に加えて、障害者総合支援法、障害者雇用促進法、児童福祉法、難病法が一括審議された。その結果、参議院本会議での閣議決定を経て、「改正精神保健福祉法」が令和5年（2023）4月から一部施行され、令和6年（2024）4月から残り部分が施行されることに決定した。

今回の法改正では、医療保護入院や措置入院に関する見直し、入院者訪問支援事業の創設、医療機関における虐待防止の取り組みの推進と虐待通報の仕組みの整備が既存の法整備に盛り込まれた。

まず、医療保護入院の同意や退院請求を行うことができる「家族等」から、DV（ドメスティック・

バイオレンス）や虐待の加害者が除外されることになった。当該家族が唯一の家族である際には、医療機関は市町村長同意による医療保護入院の申請が可能となった。

また、入院患者への告知についても見直しが行われ、医療保護入院の際には同意を得た家族等に対しても告知を行うこと、措置入院（緊急措置入院）の際には措置診察のための通知を行った家族等に対しても告知を行うことになった。さらに、従来の告知内容に含まれていた「入院措置を採ること」「退院請求に関すること」に加えて、「入院措置を採る理由」についても告知することが必要となった。入院期間の法定化と更新手続きの義務化が行われ、医療保護入院の入院期間は最大6か月以内の省令で定める期間（検討中）となった。

入院期間を更新するためには、入院中の精神保健指定医診察により、患者に同意能力がなく、入院の必要があると判断され、さらに対象患者への退院支援委員会を開催していること、家族等に連絡した上で同意を確認していること、入院の更新届を提出することなどの入院の要件を満たすことが求められる。

市町村長同意による医療保護入院についても見直しが行われ、これまでは入院加療を行う際に医療機関が患者の家族等の存在を把握しており、家族の同意が得られない場合には同入院手続きを行うことはできなかったが、今回の法改正で「家族等が同意・不同意の意思表示を行わない場合」でも、同入院手続きを行うことが可能となった。また、措置入院時の入院必要性に係る審査が設けられ、これまでの医療保護入院時に加えて、措置入院時にも同様の審査を精神医療審査会で行うことが義務付けられた。

地域生活への移行を促進するための措置として、退院後生活環境相談員を医療保護入院患者だけでなく措置入院患者にも選任すること、地域援助事業者の紹介（これまでは努力義務）を行うことが義務化された。平成26年（２０１４）から入院期間が1年未満の患者に対して開催することが義務付けられた「医療保護入院者退院支援委員会」については、入院後1年を経過する患者に対しても開催することが求められることとなった。さらには、市町村同意による医療保護入院患者（家族との音信がない患者など）を中心に、外部との面会交流の機会を確保し、その権利擁護を図ることを目的に、都道府県などが精神科病院と協力しながら行う入院者訪問支援事業が開始された。本事業は入院患者の希望に応じて、生活に関する相談や情報提供などを行うことを役割とした訪問支援員の育成や研修、派遣を行うことで、患者支援体制の整備を進めるものである。

これまでに明るみに出た医療機関での虐待事件を鑑みて、今回の法改正では虐待通報の仕組みが整備されることになった。医療機関には、勤務する従事者などに対して虐待防止のための研修・普及啓発活動などを行ったり、相談体制を整備することが求められる。従事者による虐待を発見した場合には、都道府県などへ通報することが義務化された。通報した従事者は、通報を理由に解雇などその他不利益な取扱いを受けないこと、通報を受け都道府県が必要と判断した際には、実地監査において、精神保健指定医が虐待を受けたと思われる患者の診察を行うこと、都道府県知事は必要があると認める場合、医療機関の管理者に対して、報告や診療録などの提出を命じ、立入検査を行うことができることなどが新たに設けられた。

第二章

ノーマライゼーションという理念

わが国の精神医療は、「入院治療中心から地域生活中心へ」を最重要課題としている。そのために、長期入院患者減少と精神病床削減を目標に、これまでさまざまな施策が講じられ、精神障害者の地域移行が図られてきた。

精神障害者の地域生活を支える精神科アウトリーチは、精神科医・看護師・保健師・精神保健福祉士・公認心理師などの多職種から構成されたチームが当事者の住まいに出向いて、医療と福祉の両面から地域の暮らしを支える手法のことであり、現在では精神医療の最も大きな柱の一つとなっている。

精神科アウトリーチという支援法の成立には三つの背景があったと考えられる。それは、ノーマライゼーションという理念の誕生と、地域生活を可能とする薬物療法の出現、そしてノーマライゼーションを具現化する原動力となった「ケネディ教書」[1]、の三点に集約できるだろう。

まずここでは、ノーマライゼーションという理念の誕生と、それがいかにして世界各国で障害者福祉の基本理念になったのかという経緯について述べよう。

ノーマライゼーションとは

「ノーマライゼーション」という理念は、現在、世界中の医療・福祉における基本的な考え方となっており、それぞれの地域の社会福祉を語る上で欠かせない概念となっている。

ノーマライゼーションという言葉はわれわれ日本人には少々難解な外来語であるが、その語源である英語 normalization には標準化・正常化という意味があり、違いのあることを当たり前（標準）にしよう、という意である。大まかにまとめると、「障害者を排除するのではなく、障害を持っていても、健常者と均等に当たり前に生活できるような社会こそが通常な社会である」ということになろうか。

「ノーマライゼーション」という考え方は１９５０年代に北欧で誕生し、その後瞬く間に世界中に広がった。米国では、ノーマライゼーション理念が精神障害者の脱施設化を推し進め[2]、「障害を持つアメリカ人法」（ＡＤＡ法：Americans With Disabilities Act）[3]の成立に影響を与えたように、その後の知的障害者や精神障害者を取り巻く福祉施策の姿を大きく変えていった。

最初は知的障害者の処遇改善運動から始まったノーマライゼーション理念は、やがて精神障害者、身体障害者、高齢者と対象が拡大し、現在では障害の有無にかかわらず、すべての社会的弱者に対象範囲が拡がっている。社会的弱者が、生きがいを見つけ、参加し、役割を担っていける社会の実現を可能にする「ノーマライゼーション」という考え方は、現代福祉の基本理念となった。

バンク＝ミケルセン

「ノーマライゼーション」理念の生みの親であるバンク＝ミケルセン（Bank－Mikkelesen NE 1919－1990）は、１９１９年に、デンマークのユトランド半島中西部の町スキャンで、紳士服業の家の３人兄妹の次男として生まれた。

その後、故郷を離れてコペンハーゲンの高校に進学し、コペンハーゲン大学法学部に進む。在学中の１９４０年にナチス・ドイツがデンマークに侵攻したため、レジスタンス運動「団結デンマーク」[4]

に加わった。

1941年に結婚（妻はBirthe Hansen）し、大学卒業後は新聞〝Dansk Samling〟で編集の仕事をしていたが、1944年にナチス・ドイツに対するレジスタンス運動参加を理由に逮捕され、1945年の終戦までをドイツ国境近くの強制収容所で過ごした。

収容所から解放されて元の新聞社に戻ったミケルセンは、1946年にデンマークの社会省に職を得て、1953年に社会省精神薄弱施設課本部勤務となり、母国の知的障害者処遇にはじめて直面することになる。その後、精神薄弱者福祉政策委員会書記、精神薄弱福祉課長、精神薄弱福祉会会長を経て、1959年に北欧精神薄弱コペンハーゲン会議事務局長に任命された。

当時のデンマークでは、知的障害者のための大型の収容施設が郊外に10か所ほどあり、彼らの多くは一般社会から隔絶された僻地の施設で、外出の自由もなく、毎日同じ人間が顔を突き合わせて過ごすという単調な生活を余儀なくされていた。ミケルセンは、知的障害者福祉の仕事をしていくうちに、次第にこうした境遇について疑問を感じるようになった。そこには、ナチス強制収容所に収監されて劣悪な環境で生活を送った自身の体験があったことはいうまでもない。

その後、ミケルセンは、知的障害者も障害を持たない人と同じように家族と一緒に生活する権利を持つべきだという考えを持つようになった。そして1952年に親たちとともに「知的障害者親の会」を結成し、1954年には法改正と運営改善のための委員会（委員長はミケルセン）が社会省に設立された。同委員会で親たちの願いが文書化されていき、やがてそこでまとめられた報告書をもとにした法案が1958年9月に議会を通過して、ノーマリセーリング（デンマーク語でnormalisering）

という言葉とその思想が世界で初めて組み込まれた「知的障害者及びその他の発達遅滞者の福祉に関する法律（１９５９年法）」が誕生したのである。

この法律によって、知的障害者（児）に対する社会福祉サービスがはじめて体系的に整備されることになった。法律制定の主目的は知的障害者（児）が可能な限り健常者に近い生活を獲得できることにあり、知的障害者（児）も自分の生まれた環境で生活を送り、学校に通学しながら成長し、障害を持たない人々と同じように育った家から独立して教育や訓練を受け、職業を求める権利を持つべきだ、と宣言されたのである。また、知的障害者（児）を可能な最善の方法で地域社会に統合するように試みることも掲げられて、全員就学の制度化、住居環境の質的改善に加えて、これまでの施設中心であった処遇のあり方を見直し、知的障害者（児）を施設で保護するのではなく、地域社会で擁護していこうという考え方に大きく変換するきっかけとなった。

ミケルセンはその後も精力的にノーマライゼーション理念の普及活動を続け、１９６８年にケネディ国際賞を受賞、１９９０年8月25日にがんのために72歳の生涯を閉じた。

ニィリエの「8つの原理」

ミケルセンがノーマライゼーションの「生みの親」とすれば、ノーマライゼーションの理念を成文化し世界中に普及させたニィリエ（Nirje B 1924–2006）は、ノーマライゼーションの「育ての親」である。

ニィリエは１９２４年にスウェーデンのモタラで生まれ、ウプサラ大学社会学部、ストックホルム大学文学部を卒業して、エール大学、ソルボンヌ大学への留学を経て、１９５６年にスウェーデン赤十字社オーストリア事務所に勤務し、１９６１年にスウェーデン知的障害児童・青少年・成人連盟（ＦＵＢ）事務局長、１９７８年にスウェーデン・ウプサラ県障害福祉部長に就任した。ＦＵＢ事務局長在任中にノーマライゼーションの原理を成文化、体系化して、１９６３年にノルウェーで行われた精神遅滞者育成会の会議で「ノーマライゼーション」という用語を初めて用いた。

１９６９年に論文「ノーマライゼーションの原理とその人間的処遇の関わり合い」を発表して、ノーマライゼーションの原理を「自分の暮らす社会で主流となっている規範や形態に、できるだけ近い日常生活の条件を知的障害者が得られるようにすること」と定義した。また、米国の「精神遅滞に関する大統領委員会報告書」で、ノーマライゼーションの原理の基本的枠組み、すなわち「ノーマライゼーションの８つの原理」を提示して、これが満たされたときにノーマライゼーションの理念は実現するとした。

以下はその「８つの原理」である。

「ノーマライゼーション8つの原理」

①１日のノーマルなリズム
②１週間のノーマルなリズム
③１年のノーマルなリズム

④ライフサイクルにおけるノーマルな発達経験
⑤ノーマルな個人の尊厳と自己決定権
⑥その文化におけるノーマルな性的関係
⑦その社会におけるノーマルな経済的水準とそれを得る権利
⑧その地域におけるノーマルな環境形態と水準

ニィリエの8つの原理は具体的には次のような内容になる。

・どんなに重い障害があっても、器具や人の力を借りることがあっても、朝起きたら顔を洗い、トイレに行き、パジャマを着替えて、朝食を摂る。そして家を出て、学校（仕事）に行き、学び（働き）、友達と一緒に過ごして、夕方家に帰ると今日あったことを振り返ってみる。1日は決して単純な24時間ではない。
・家と学校（職場）の往復を繰り返して過ごした週末には、映画に出かけたり、友達の家に遊びに行って気持ちをリフレッシュさせ、月曜日にはまた学校（職場）に行くという1週間。
・決まり切った毎日の生活に変化をつけてくれる休暇。夏休みには旅行に出かけ、年末年始には故郷（実家）に帰って両親や兄弟と過ごす。
・子どもの頃の夏休みは蝉取りに熱中し、若者になるとおしゃれに興味を持ち、大人になってからは仕事に情熱を注いで、年老いた日々には懐かしい昔の思い出に耽る、そんな当たり前な人間の一生を送る。

・好きなところに住み、やりたい仕事に就き、お気に入りの音楽を聴く。人に押しつけられるのでなく、みんな自分で決める。
・思春期になると性に興味を持ち、恋に陥り、結婚したいと思う。
・働いて（あるいは公的援助を受けて）、普通の暮らしのできる経済的な安定がはかれる。
・障害があっても施設に住むことなく、普通の場所の普通の家で、近所の人と交わりながら暮らしていく。

ノーマライゼーションの原理では、障害者も障害を持たない人々と同様に普通のライフステージごとの日常生活パターンを獲得し、その生活条件が享受できるべきであって、障害者も障害を持たない人々も、両者が共に支え合って充実した生活が送れるような社会、環境を作っていくことの大切さが掲げられている。

ノーマライゼーションという理念を世界中に普及させたニィリエは、世界各国から数々の賞を授与され、２００６年に膵臓がんで亡くなった。81歳であった。

バリアフリーからユニバーサルデザインへ

ノーマライゼーションの考えはその後さらに発展して、現在では、障害の有無、性別、年齢、国籍によって区別されることなく、社会的弱者も当たり前の生活や権利が保障される環境を整えていこうとする考えが主流になっている。現在よく見聞きする「ユニバーサルデザイン」という言葉はそれを象徴するものである。建物の段差を取り除くように、障害のある人にとって障壁となるものを除去するのがバリアフリーの考えであるのに対して、最初から誰もが利用できるデザインにしていこうというのがユニバーサルデザインである。

ユニバーサルデザインは、１９８５年に米国のロナルド・メイス[5]（Ronald Mace 1941–1998）によって提唱されたもので、次のような７つの原則にまとめられている。

ユニバーサルデザインの７つの原則

①どんな人でも公平に使える。
②使う上での柔軟性がある。
③使い方が簡単で自明である。
④必要な情報がすぐに分かる。
⑤簡単なミスが危険につながらない。
⑥身体への過度な負担を必要としない。
⑦利用のための十分な大きさと空間が確保されている。

すなわちユニバーサルデザインとは、障害者、高齢者、子どもといった社会的弱者に限定せず、文化・言語・国籍・年齢・性別・能力などの違いにかかわらず、多くの人が利用できることを目指した建築・

製品・情報などのデザインのことである。どんな人にも利用可能にするというコンセプトは、社会的弱者に変化を求めるのでなく、取り巻く社会そのものを変えることで社会的弱者の自立と社会参加を促進しようという意で、ノーマライゼーション理念の延長にあるものといえよう。

第三章

近代における身体療法の開発

太古の原始社会では病気は悪霊や動物が憑くために起こるものと考えられるのが通常で、病気を治すために病人は隔離され、悪霊を追い出すための魔術や呪術が行われた。精神障害も同じように病気とはみなされず、加持祈祷の対象とされる時代が長く続いた。中世ヨーロッパでは精神障害者はきわめて悲惨な状態におかれて、魔女狩りの対象として犠牲となった者も多かった。近世になってから、次第に精神障害は医学的に治療されるべき病気であると認識されるようになり、薬草による治療、灌水療法、回転療法などの治療が試みられるようになったが、いずれも医学的根拠を有するものではなかった。近代的な精神治療は、ようやく20世紀における身体療法の開発から始まった。

マラリア発熱療法

近代身体療法の嚆矢ともいえるのが、１９１７年にオーストリアのワーグナー・ヤウレッグ（Wagner von Jauregg 1857－1940）によって開発されたマラリア発熱療法である。これは人為的にマラリアを発症させ、それに伴う発熱を利用して進行麻痺を治療したものである。

進行麻痺とは梅毒に感染してから10～20年を経て発症する精神病で、梅毒トレポネーマという病原菌によって脳実質が侵されるために起こる。これを見つけたのが野口英世(1)（1876－1928）で、野口は１９１３年に進行麻痺患者の脳内に梅毒トレポネーマを発見し、それによって長らく不明であった進行麻痺の原因が確定された。

身体医学では、病因、症状、経過、予後、病理組織学的所見を備えた病的な状態を疾患 disease（クレペリン Kraepelin E 1856–1926 のいう疾患単位）と呼ぶが、精神医学では、統合失調症やうつ病のように未だに身体的基盤が明らかでないものがほとんどで、進行麻痺は精神病の疾患単位確立の基になった疾病でもある。野口英世の隠れた偉業といえよう。

進行麻痺は、かつては精神病入院患者のおよそ20％を占めていた。いったん発病すれば放置すると3年ほどで死に至る重篤な精神病で、今なお重要な精神疾患である。

ワーグナーのマラリア発熱療法は、マラリアに罹った患者から採取した血液を神経梅毒患者に注射して、人為的にマラリアに感染させて患者に発熱を惹起し、キニーネ（キナの樹皮に含まれるアルカロイドで、抗マラリア薬の起源）を投与して発熱を抑えるという治療である。約半数の患者に効果が見られることが明らかとなり、この進行麻痺に対する三日熱マラリア原虫接種による発熱療法で、ワーグナーは1927年のノーベル生理学・医学賞を受賞した。しかし、それによって亡くなった患者も多く、ペニシリン(2)の発見によって抗菌薬による薬物療法がそれに取って代わり、発熱療法はすでに歴史的なものとなっている。

持続睡眠療法

持続睡眠療法は、患者を持続的な傾眠ないし睡眠状態にすることによって、興奮状態を抑えたり、精神機能の調整をはかる治療方法である。1861年に、ドイツ精神医学会の創設者であるグリージンガー（Griesinger W 1817–1868）が、躁病やうつ病患者への治療としてクロロホルム（かつての麻酔薬）による睡眠療法を行ったのが最初とされている。その後、クレジイ（Klasi J 1883－1980）は、1920年にソムニフェン（睡眠薬）を用いて統合失調症患者に睡眠療法を行い、精神科領域で用いられる治療法の一つとなった。わが国でも、1922年に下田光造[3]（1885－1978）によってスルホナール（睡眠薬）を気分障害に用いた睡眠療法が紹介され、その後盛んに治療場面で用いられた。しかし、尿閉や嚥下困難、歩行障害などの副作用も多く、さらに1950年代になってからは後述する三環系抗うつ薬やベンゾジアゼピン系薬剤が次々と登場して、うつ病患者に用いる第一選択薬がそうした新しい薬剤に変化していったため、持続性睡眠療法は行われなくなっていった。

インシュリンショック療法

1933年にはオーストリアのザーケル（Sakel M 1900－1957）によってインシュリンショック療法が提唱された。これはインシュリンを投与して低血糖ショックを惹起し、その後にブドウ糖を投与して覚醒させる、ということを繰り返して精神症状を改善しようとするものである。

インシュリンとは膵臓のβ細胞から分泌されるホルモンである。糖分を含む食べ物は消化酵素の働きでブドウ糖に分解され、小腸から血液中に吸収される。食事で血液中のブドウ糖（血糖）が増えると膵臓からインシュリンが分泌され、インシュリンの働きでブドウ糖は筋肉などに送り込まれ、エネルギーとなって利用されることになる。このようにインシュリンは血糖値を調節する働きがあるが、正常範囲以下に血糖値が下がると、冷や汗、動悸、意識障害、けいれんなどの症状が現れる。これを低血糖といい、ときにはショック状態を呈することがある。

インシュリンは1921年にカナダの整形外科医バンティング（Banting F 1891–1941）らが犬の膵臓から抽出することに成功し、糖尿病の治療薬として現在まで使用されている。

ザーケルは、当初はモルヒネ依存患者や興奮が強い患者に対して少量のインシュリンを注射して鎮静を行っていたが、そのうちに偶然インシュリンによる低血糖ショックを起こした統合失調症患者の精神症状に効果が認められたことからこの治療法が考案された。

早朝覚醒時にインシュリンを投与して人為的に低血糖ショックを起こし、昏睡状態を経過した後にブドウ糖投与で覚醒させるといった治療を、1クール20回程度行うものである。この治療法は1940年代には世界中に普及したが、遷延性昏睡や死亡例が相次ぎ、治療に伴う危険が大きいと考えられて現在では行われていない。

ロボトミー

1937年に、ポルトガルのモニス（Moniz E）によってロボトミー（前頭葉白質切截術）が開発された。当時、精神外科と呼ばれた治療法で知られているロボトミー治療は、外科分野の術語であるロベクトミー lobectomy（葉切除）と同義で、情動緊張や興奮などの精神症状を除去する目的で前頭葉白質を切除する治療法である。

この治療法の起源となったのは、〝アメリカの鉄槌事件〟として知られるフィニアス・P・ゲージの症例である。１８４８年、米国の鉄道建築技術者であったゲージは、鉄道敷設の際に暴発事故で鉄の棒が頭に突き刺さって前頭葉を貫通したが、奇跡的に命を取り留めた。しかし、その後ゲージはきわめて攻撃的になるなど、「これまでのゲージではない」と友人からいわれるほど人格の変化が認められるようになった。これは感情をコントロールする前頭葉の眼窩前頭皮質が損傷したためと考えられた。(4)

その後、サルを用いた眼窩前頭皮質切除実験でも同じように感情のコントロールができなくなるなどの結果が示されたので、モニスは19人の人間にロボトミーを行って効果を検証し、世界中で、主に統合失調症患者に対してロボトミーが行われた。モニスはこの業績で１９４７年のノーベル生理学・医学賞を受賞している。

しかし、人間性を不可逆的に奪うなどの倫理的側面における問題が大きいと考えられるようになり、１９７５年頃以降はほとんど行われなくなった。ちなみに、後述するケネディ大統領の妹ローズ・マリー（Rose Marie Kennedy 1918–2005）も23歳のときにロボトミーを受け、その後遺症に悩まされる生涯を送ることになった。精神科アウトリーチ誕生の原動力の一つとなった、いわゆるケネディ教書（１９６３年）の背後には、こうしたローズ・マリーの存在があったことは想像に難くない。

電気けいれん療法

身体療法の中で現在でも行われているのは、１９３８年にイタリアのツェルレッティ（Cerletti U

1877−1963）とビニー（Bini L 1908−1964）によって開発された電気けいれん療法（ＥＣＴ：Electro Convulsive Therapy）である。

ＥＣＴは、１９３４年にハンガリーの精神病理学者メヅーナ（Meduna LJ 1896−1964）が、人工的に誘発されたけいれん発作が統合失調症患者の精神症状に有効かどうかについて検証したことから始まった。

メヅーナは、統合失調症とてんかんは合併することが多いという経験から、両疾患には何らかの拮抗的因子が存在すると考え（拮抗仮説）、統合失調症患者に中枢性興奮剤であるカルジアゾールを投与してけいれんを誘発し、統合失調症に有効であることを示した（カルジアゾールけいれん療法）。

その後、イタリアの神経学者であるツェルレッティとビニーが、１９３８年に、より確実なけいれんを誘発するために、薬剤ではなく脳への通電による電気刺激を用いてけいれん発作を誘発する方法を開発し、これが現在まで行われているＥＣＴのもとになった。

それ以降、１９４０年代から１９６０年代にかけて世界中でＥＣＴが行われるようになり、うつ病や躁うつ病などの精神疾患に対する治療効果が報告され、世界的にスタンダードな精神科身体治療法の一つとなった。

わが国では１９５８年に初めてＥＣＴ使用例が報告されたが、その後しばらくは諸外国のような普及はみられなかった。抗精神薬の登場や、１９７０年代の反精神医学的風潮などが影響したためと考えられる。しかし、１９８０年代になって従来のＥＣＴを改良した修正型電気けいれん療法（ｍＥＣＴ：modified Electro Convulsive Therapy）が開発されて、電気けいれん療法が再評価されるようになった。現在では、症状が重く、治療的に緊急性が高くて、しかも薬物治療抵抗性を有するうつ病や双極性障害、カタトニア患者などにはｍＥＣＴが広く行われている。

従来型のＥＣＴでは麻酔薬や筋弛緩薬を使用せずに施術を行っていたために、施行前の恐怖感や、施行中の身体的苦痛、けいれんに伴う骨折、呼吸・循環器系の副作用などが起こることが認められていた。しかし現在では、静脈麻酔薬と筋弛緩薬を使いながら治療を行うｍＥＣＴが普及し、従来型と比べて骨折や循環器系への影響を少なくして施術が行えるようになり、安全性も向上している。

さらに、１９７０年代には非優位半球のみを刺激する片側性ＥＣＴが導入され、１９８０年代にはパルス波治療器（従来のサイン波治療器よりも少ないエネルギーで効率的にけいれん発作を誘発できるため、認知機能障害などの副作用を軽減することができるとされる）での施術が主流となり、より安全性が高まっている。しかし、その作用機序が未だに解明されていない部分も多く、手技の標準化が十分に整備されていないといった課題も残っている。

ｍＥＣＴを安全に行うには、熟練した精神科医と、連携して施術を行う麻酔科医、麻酔器を有した手術室などの設備が必要である。しかし、わが国の臨床現場ではこれら医療資源が充足している医療機関はまだまだ少ないのが現状で、そのためにｍＥＣＴが行えない医療機関も多く存在する。こうした課題を解決するには、日本の各地域で医療機関の連携を進め、どこに暮らしていてもｍＥＣＴのような精神科専門治療を受けられる体制整備が必要であり、厚生労働省も平成26年（２０１４）に難治性精神疾患地域連携体制整備事業としてその環境整備に着手している。

第四章

精神科治療を一変させた薬物療法

１９５０年代を迎えて、これまでの精神科治療を一変させるような革命的な出来事が起こった。クロルプロマジンの発見である。これを契機にさまざまな精神作用物質（「向精神薬」と総称される）が次々と開発されるようになり、閉塞していた精神科治療に新たな展望と大きな可能性がもたらされることになった。

クロルプロマジンに始まる精神科薬物療法の発達によって、より的確により安全に治療ができるようになったばかりでなく、服薬を継続することで再発防止の道が開けたのである。そのために、それまで行われてきたマラリア発熱療法、インシュリンショック療法、ロボトミーなどの身体療法は、電気けいれん療法を除いて廃れていき、薬物療法がそれにとって代わることになった。精神科病院では院内拘束が減少してより開放的な管理ができるようになり、閉鎖病棟でも患者の人権を尊重した治療が可能になった。それまで長期入院を余儀なくされていた患者の多くは、薬物療法によって比較的早期に症状が消失して安定した状態になるので、作業療法や生活指導を併せて行うことで早期退院が可能となり、地域生活への移行が大きく進むことになった。

向精神病薬の登場によって精神医療は飛躍的な進歩を遂げ、現在では薬物療法が精神科治療の第一選択となっている。

クロルプロマジンの発見

近代の精神科薬物療法はクロルプロマジンの発見から始まったといってよい。クロルプロマジンは、

1946年に、当初は抗ヒスタミン薬としてフランスのローヌ・プーラン研究所で合成された。

当時、セリエ（Selye H 1907–1982）のストレス学説[1]や、レイリー（Reilly J 1887–1974）の自律神経過剰刺激説[2]などにより、侵襲を受けた生体は自律神経系や内分泌系の反応を起こして、その反応が強くなると生命の危険にさらされることが知られていた。

フランス海軍の外科医であったラボリ（Laborit H 1914–1995）は、人間を冷却して人工的に冬眠状態に置き、あらゆる代謝を緩徐にすることでその反応を抑えて、手術時の身体的ショックという侵襲の危険を防ぐ「冬眠療法」を構想した。そのための冬眠誘発剤としてクロルプロマジンや各種の睡眠薬を混合した「遮断カクテル」を考案する中で、クロルプロマジンを単独で投与したときに、患者は意識を失うことなく強い眠気と周囲への無関心、超然とした態度などの状態を呈することに気づいたラボリは、1952年にクロルプロマジンの持つ精神作用を報告して、精神医学領域への応用を示唆した。

同年、パリのサンタンヌ病院の精神科医ドレー（Delay J 1907–1987）とドニケル（Deniker P 1917–1998）は、クロルプロマジンが統合失調症の抗幻覚・妄想作用に優れた効果を持つことを発表すると、すぐにクロルプロマジンは統合失調症治療薬として導入されることになり、瞬く間にヨーロッパ全土で用いられるようになった。こうして、それまでずっと不治の病と考えられてきた統合失調症に、治療への道が開かれたのである。

さまざまな向精神薬

１９５2年のクロルプロマジンに続いてさまざまな精神作用薬物が次々に発見され、精神科領域における治療への展望が一気に開かれることになった。

その経緯を述べる前に、精神科領域で使用される薬物（「向精神薬」）について簡単に触れてみる。向精神薬にはさまざまな種類があるが、適応疾患が何であるかによって、臨床的に次のように分類されることが多い。以下、主要な向精神薬について概説する。

向精神薬

①抗精神病薬
②抗うつ薬
③精神刺激薬
④気分安定薬（躁病治療薬）
⑤抗不安薬
⑥睡眠薬
⑦鎮静薬
⑧抗てんかん薬
⑨抗認知症薬

⑩その他（抗酒薬など）

抗精神病薬

抗精神病薬は神経遮断薬あるいは強力精神安定薬（major tranquilizers）とも呼ばれ、主に統合失調症の治療に使用されている。統合失調症の主要な症状である幻覚や妄想を抑えたり、不安や興奮、錯乱を鎮静したり、意欲を賦活させたりする作用がある。クロルプロマジンは最初に開発された抗精神病薬で、化学構造からフェノチアジン系抗精神病薬と呼ばれている。

クロルプロマジンの発見後、精神症状への効果の検証が盛んに行われるようになり、統合失調症の病態仮説の中心となっているドーパミン仮説という病態概念が誕生した。

ドーパミン仮説とは、神経伝達物質の1つであるドーパミンが脳内で過剰に放出されることで過覚醒状態になり、そのために統合失調症の幻覚や興奮などの症状が起きるという仮説である。それ以降現在に至るまで、このドーパミン仮説をもとに多くの抗精神病薬の開発が進められている。

クロルプロマジンをはじめとするフェノチアジン系抗精神病薬に続いて、強力な抗幻覚妄想作用を持つが、鎮静催眠作用は比較的弱いという特徴のブチロフェノン系抗精神病薬や、穏和な抗幻覚妄想作用があって、少量投与では抗うつ作用を持つのが特徴であるベンザミド系抗精神病薬などが開発された。これらは定型抗精神病薬（第一世代抗精神病薬）と総称されている[3]。

しかし、定型抗精神病薬が普及するに従って、錐体外路症状を主とする副作用が頻発することが問題視されるようになり、１９８０年代後半から、これら副作用の出現リスクが低い薬剤である非定型抗精神病薬（第二世代抗精神病薬）の開発が進められた。

非定型抗精神病薬は、ドーパミン以外のいくつかの神経伝達物質に対して選択的に働くために、統合失調症の幻覚、妄想を抑えるだけでなく、陰性症状や認知機能面にも効果があるとされている。[4]現在では、非定型抗精神病薬として、セロトニン・ドーパミン拮抗薬（ＳＤＡ）、多元受容体作用抗精神病薬（ＭＡＲＴＡ）、ドーパミン・システム・スタビライザー（ＤＳＳ）、セロトニン・ドーパミン・アクティビティ・モジュレーター（ＳＤＡＭ）などが開発されて世界中で広く使用されるようになり、統合失調症患者に対する薬物治療の第一選択は非定型抗精神病薬になっている。

統合失調症患者の症状再燃因子の一つに服薬コンプライアンスの低下がある。[5]退院時には１００％のコンプライアンスが、６か月後には約60％にまで低下するといった報告もある。そのために、退院後の服薬コンプライアンスの確保は精神科医にとっては重要課題の一つであり、服薬コンプライアンスの向上のために服薬指導や疾病教育などさまざまな取り組みがなされている。その中の一つが、多剤併用療法から単剤療法へのスイッチングである。

非定型抗精神病薬が登場してから、単剤療法へのスイッチングは多くの医療施設で行われるようになってきた。元来、わが国の統合失調症患者の薬物療法では多剤併用療法が行われているケースが多く、そのことが諸外国からも指摘されてきた。多剤併用療法ではさまざまな副作用を引き起こしやすく、それが原因で患者が服薬をやめてしまうといったケースも多かった。そのような背景から、近年、日本神経精神薬理学会が主導して作成された統合失調症薬物治療ガイドラインでは、原則として多剤併用は行わず、単剤投与が推奨されている。単剤療法を行うことで副作用の出現が減り、内服継続に効果がもたらされるとしている。

また、服薬コンプライアンス不良への対応策として、通常の錠剤ではなく、注射剤やテープ製剤の開発も進められている。その中で、一定の血中濃度が保てるようにコントロールドリリース製剤として開発された持効性抗精神病薬注射剤（ＬＡＩ：Long Acting Injectable antipsychotics）は、数週間に一度の注射投与で効果が持続するために、毎日の内服が難しい患者の症状の再発を抑制する効果がある。１９６６年に最初のＬＡＩとしてフルフェナジンエナント酸エステルの使用が開始されて以降、錠剤で存在する薬剤を注射剤にしたＬＡＩが相次いで開発されている。

２０１９年7月に承認されたブロナンセリンのテープ剤は、世界で初めて統合失調症を適応症として承認された経皮吸収型製剤である。皮膚に貼付することで24時間安定した血中濃度を維持できるため、良好な有効性および安全性が期待できると考えられている。テープ製剤の特長から、貼付の有無や投与量を視認できるメリットがあり、また食事の影響を受けにくいことから食生活が不規則な患者や経口服薬が困難な患者への投与も可能になることが期待されている。ちなみに、冒頭プロローグに紹介した研二さんはこのブロナンセリンのテープ剤の使用例である。

抗うつ薬

クロルプロマジンと類似構造の抗精神病薬開発が進められる過程で、１９５６年に、スイスの精神

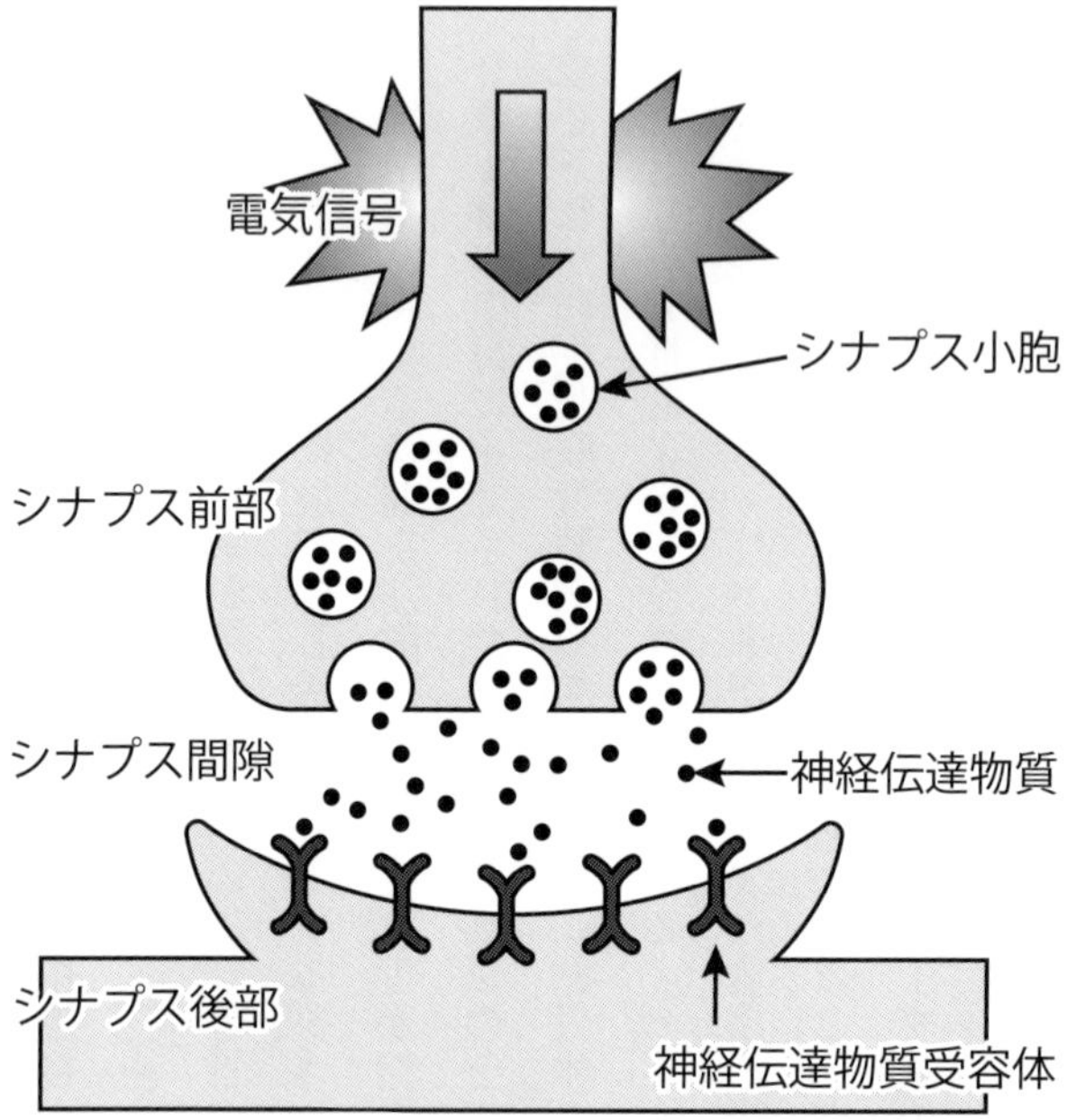

図1　シナプスの基本的構造

科医クーン（Kuhn R）がたまたまうつ病患者に使用した際の抗うつ効果が明らかになって、世界で初めての抗うつ薬であるイミプラミンが登場した。イミプラミンは化学構造から三環系抗うつ薬と呼ばれる。

その後、当時謎であったうつ病の病態解明のために、世界中でイミプラミンなどの三環系抗うつ薬の作用機序を解明する研究が行われた。その作用機序を理解するために、神経系の情報伝達の仕組みについて概説する（**図1**）。

私たちの生命活動はすべて脳の働きによって制御されているが、その精緻な脳の働きは、およそ数百億個ともいわれる神経細胞が電気信号を発して情報をやり取りすることから成り立っている。神経細胞と神経細胞の間には20

ナノメートルほどの隙間（シナプス間隙）があり、この神経細胞間の接合部はシナプスと呼ばれる。電気信号がシナプス前部終末に到達すると、シナプス前部から神経伝達物質と呼ばれる化学物質がシナプス間隙に放出され、それがシナプス後部の受容体に結合すると、再び電気信号が生み出されて神経細胞に伝わり、シナプスを超えて神経細胞から神経細胞へと電気信号が伝わっていく。この際、シナプス前部から放出されたものの使われなかった神経伝達物質は、シナプス前部に再取り込みされる仕組みになっている。

　ところで神経伝達物質とされる物質は、アミノ酸（グルタミン酸、アスパラギン酸、グリシンなど）、モノアミン[6]（セロトニン[7]、ノルアドレナリン[8]、ドーパミンなど）、ペプチド類の3種類に大きく分類されるが、三環系抗うつ薬には、シナプス間隙に放出されたモノアミンのシナプス前部への再取り込みを阻害する作用が明らかとなった。このことから、うつ病ではモノアミンの減少が関与していると考えられ、モノアミンの再取り込みを阻害するか、もしくは、再取り込みされたモノアミンの分解を阻害する（ＭＡＯ阻害薬）作用を持つ抗うつ薬で、モノアミンを回復させればうつ症状が改善するというモノアミン仮説が誕生したのである。

　イミプラミンをはじめとする三環系抗うつ薬や、その副作用を少なくするために開発された四環系抗うつ薬は、現在でも重症うつ病患者などに使用するケースはあるが、抗コリン作用[9]、抗ヒスタミン作用[10]などによる副作用の出現も多く、それによって内服の継続が困難となることも多い。そのために、これらの副作用を軽減する第二世代の抗うつ薬の開発が行われるようになった。現在、うつ病患者への薬物療法で第一選択薬として世界中で使用されている選択的セロトニン再取り込み阻害薬ＳＳＲＩ

（Selective Serotonin Reuptake Inhibitors）や、選択的セロトニン・ノルアドレナリン再取り込み阻害薬ＳＮＲＩ（Serotonin Noradrenaline Reuptake Inhibitor）などがそうである。つまり、うつ病の症状である抑うつ、不安、意欲低下などは、脳内神経伝達物質であるセロトニンやノルアドレナリンなどが減少することで引き起こされると考えられるため、セロトニンやノルアドレナリンの数を増加させるように作用する薬剤が開発されたというわけである。

ＳＳＲＩは主に脳内で神経伝達物質セロトニンの再取り込みを阻害し、脳内のセロトニンの濃度を増加させることで抗うつ作用を現し、ＳＮＲＩはセロトニンとノルアドレナリンの再取り込みを阻害することで脳内セロトニンとノルアドレナリンの濃度を上昇させ、抗うつ作用や抗不安作用をもたらすことがわかっている。

抗不安薬

抗不安薬は穏和精神安定薬（minor tranquilizers）と呼ばれ、不安・緊張を和らげる作用の他に、筋弛緩作用や鎮静・催眠作用などがある。

世界で最初の抗不安薬であるベンゾジアゼピン系薬剤のクロルジアゼポキサイドは、１９５０年代半ばに米国のスターンバック（Sternbach L）によって開発された。当時、スターンバックは新たな染料になるような化合物の合成を試みているときに偶然クロルジアゼポキサイドの合成に成功し、これに抗不安作用があることを明らかにした。これが最初の抗不安薬である。彼はその後、現在でも抗不安薬の主役を担っているベンゾジアゼピン系薬剤のジアゼパム、フルラゼパム、クロナゼパムなどの薬剤開発にも携わり、１９５０年代後半からはもっぱら抗不安薬としてベンゾジアゼピン系薬剤が使われるようになった。しかし１９８０年代頃に、ベンゾジアゼピン系薬剤の長期連用によって依存[11]や耐性[12]が生じる可能性が指摘されるようになり、現在では、同薬の使用はなるべく短期間にして、漫然と使用しないように注意喚起されている。

気分安定薬

気分安定薬は主に双極性障害に対して使用される薬剤である。双極性障害とは、双極、すなわち2つの極があるという意味で、著しく気分が高揚する躁状態と、意欲が低下して憂うつになるうつ状態という正反対の状態を繰り返す疾患で、かつては「躁うつ病」と呼ばれていた。微量元素であるリチウム、抗てんかん薬であるバルプロ酸ナトリウム、カルバマゼピン、ラモトリギンが、現在わが国で使用されている気分安定薬である。

リチウム Lithium は、化学式 Li2CO3 で表される無機化合物で、金属酸化物の製造において幅広く使用されている。電池をエネルギー源とする電気自動車の製造分野で注目されているリチウムイオン電池はその代表例である。リチウムの歴史は古く、１８１７年にスウェーデンの化学者アルフェドソン（Arfwedson JA）によって、ケイ酸塩鉱物の一種であるペタル石の分析中に偶然発見された。ギリシャ語の lithos（石）からリチウム lithium と命名されて、当時は痛風の治療薬として研究されていた。デンマークのランゲ（Lange C）が、うつ病患者にリチウムを投与して抗うつ効果があることを1881年に報告した。1949年にはオーストラリアのケイド（Cade JFC）が、躁病患者、統合失調感情障害患者にリチウムを用いて精神症状が改善したことを報告した[13]。エビデンスも豊富で、わが国では躁病および躁うつ病の躁状態（急性期、慢性期ともに）に対する適応が認められており、自殺予防にも効果があることが知られている。ランゲのうつ病患者への投与から約140年以上経った現在でも、リチウムは主に双極性障害に対して幅広く使用されている。

リチウムの作用機序については神経保護作用を持つという研究結果もあるが、さまざまな意見があって確立されていない。リチウム中毒の症状としては、嘔気、嘔吐などの消化器症状、振戦、傾眠、錯乱などの中枢神経症状、運動失調が知られており、本剤内服中に腎機能障害による薬剤代謝機能低下や脱水症状などを起こした際には十分な注意が必要である。また、妊娠初期の投与で、幼児のエプスタイン奇形や先天性心疾患のリスク増加の可能性が示唆されており[14]、わが国では妊娠初期の投与は原則禁忌となっている。

抗てんかん薬

バルプロ酸ナトリウムは抗てんかん薬として知られており、神経の過剰興奮を抑えるために気分の高揚や易怒性にも効果がみられる。その歴史も古く、1882年にサートン（Surton BS）がアセト酸のプロピル化による合成を成功させ、当時は有機溶媒として使用されていた。1961年にフランスの化学者エイマード（Eymard P）によってバルプロ酸の薬理作用が発見され、現在はてんかん患者だけでなく、双極性障害患者、易怒性などの周辺症状[15]を有する認知症患者などにも用いられる。ただ、抗うつ効果はリチウムに比べて弱く、肝機能障害や高アンモニア血症[16]を引き起こす恐れもある。また、二分脊椎[17]や口唇口蓋裂[18]などの催奇形性や、自閉症児出産への関連性を有することも知られており、妊婦には原則禁忌となっている。そのために、双極性障害やてんかんを有する妊婦には安全性が確認されているラモトリギンを使用する。ただ、ラモトリギンは適正な使用が行われない場合に、頻度は低いものの重篤な皮膚障害である中毒性表皮壊死融解症[19]、スティーブンス・ジョンソン症候群[20]を引き起こすことも報告されており、注意が必要である。

抗認知症薬

認知症とは、脳の病気や障害などさまざまな原因によって認知機能が低下し、日常生活一般に支障が出てくる状態をいう。認知症にはいくつかの種類があるが、最も多いのがアルツハイマー型認知症である。

アルツハイマー型認知症は、脳神経が変性して脳の一部が萎縮していく過程で起こる認知症で、もの忘れという症状で発症することが多く、ゆっくりと進行する。

次いで多いのが脳血管性認知症で、脳梗塞や脳出血などの脳血管障害による認知症である。障害された脳の部位によって症状が異なるため、一部の認知機能は保たれている「まだら認知症」が特徴である。症状はゆっくりと進行することもあれば、急速に階段状に増悪する場合もある。

その他に、実際には見えないものが見える幻視や、手足が震えたり歩幅が小刻みになって転びやすくなるといった症状（パーキンソン症状）が現れるレビー小体型認知症、スムーズに言葉が出てこない、言い間違いが多い、感情の抑制がきかなくなる、社会のルールが守れなくなるといった症状が現れる前頭側頭型認知症などがある。

認知症のように普段の生活に支障をきたすほどではないが、記憶などの能力が低下して、正常とも認知症ともいえない状態のことを軽度認知障害（ＭＣＩ：Mild Cognitive Impairment）という。ＭＣＩの約半数は5年以内に認知症に移行するといわれている。

認知症の症状は、物忘れ（記憶障害）、時間・場所がわからなくなる（見当識障害）、理解力・判断力の低下などの中核症状と、行動・心理症状（ＢＰＳＤ：Behavioral and Psychological Symptoms of Dementia）に大別できる。

現在のところ認知症に対する根本的治療薬はなく、抗認知症薬として承認されているのは、アルツハイマー型認知症に対するドネペジル、リバスチグミン、ガランタミン、メマンチンの4種類だけで、そのうちドネペジルだけがレビー小体型認知症の治療薬としても認可されている。いずれも、薬によって完治することはなく、あくまで進行を遅らせることが目的である。

アルツハイマー型認知症患者の脳神経組織の特徴は、神経細胞外にみられるアミロイドβ[21]（Ａβ：Amyloid β）の塊（老人斑）と、神経細胞内のタウタンパク質[22]による神経原線維変化（ＮＦＴｓ：Neurofibrillary Tangles）である。

Ａβは脳内で作られるタンパク質の一種で、通常はゴミとして分解・排泄されるが、Ａβ同士が異常にくっついてできたのが老人斑である。ＡβもＮＦＴｓもタンパク質が凝集したもので、これらが神経細胞にダメージを与え、細胞死を引き起こすと考えられている。

現在使用されている上記の４つの抗認知症薬は、その薬効作用（作用機序）によって、２タイプに大別される。

一つは、記憶と関連するアセチルコリンの分解酵素であるアセチルコリンエステラーゼを可逆的に阻害することにより、脳内のアセチルコリン量を増加させ、脳内コリン作動性神経系を賦活化して認知機能低下の進行を抑制するアセチルコリンエステラーゼ阻害剤[23]である。これには、ドネペジル、リバスチグミン、ガランタミンが該当する。

いま一つは、グルタミン酸の過剰な活性化（神経細胞や記憶の障害をもたらす）を抑えることで神経細胞を保護する、ＮＭＤＡ受容体（グルタミン受容体の一種）拮抗薬[24]である。メマンチンがこれに該当する。

最初に開発された薬剤はアセチルコリンエステラーゼ阻害薬であるドネペジルで、１９８３年頃から研究開発が進められ、１９８９年にわが国で世界に先駆けて臨床試験が開始された。その後、ドネペジルは唯一の抗認知症薬として世界中でアルツハイマー型認知症患者に処方されるようになった。２０１４年にはレビー小体型認知症患者に対する適応も取得し、現在多くの患者が服用している。

近年、認知症治療を大きく転換させる可能性を秘めている新薬の開発が進んでいる。その一つが、アルツハイマー型認知症の原因そのものに働きかけて進行を抑える（修飾する）「疾患修飾薬」である。

これまでの抗認知症薬は、病因に直接作用するものではなく、脳内のアセチルコリンなどの神経伝達物質が減少するのを防ぎ、脳で残存している神経細胞を活性化させ、認知機能をある程度保つこと（対症療法）を主目的としていた。しかし、疾患修飾薬は、Aβの異常蓄積（老人斑）によって神経細胞死が起こり、アルツハイマー型認知症を発症するというアミロイドカスケード仮説[25]に基づいて、主病因と考えられているAβを脳から取り除くことを目的として開発された薬である。

令和5年（2023）8月21日、厚生労働省の薬事・食品衛生審議会医薬品第1部会で、エーザイ（日本）とバイオジェン社（米国）が共同開発した「レカネマブ（商品名レケンビ）」の製造販売承認が了承された。このレカネマブは、特定のタンパク質のみを選択的に認識する抗体（モノクローナル抗体[26]）を用いた抗アミロイド抗体薬[27]（抗体医薬[28]）の一つで、Aβの異常蓄積の前段階で人工的につくった抗体を結合させて神経細胞が壊れるのを防ぎ、病気の進行を遅らせることが期待されている。

抗体医薬の歴史は古く、北里柴三郎[29]（1853–1931）とベーリング（Emil Adolf von Behring 1854–1917）が行った、動物におけるジフテリア免疫と破傷風免疫の成立の発見（血清療法を確立[30]）に遡る。1986年には、臓器移植を受けた患者の急性拒絶反応を抑えるために投与される免疫抑制剤[31]である「ムロモナブ」が、人への使用が世界で初めて承認された。その後、がん治療領域などさまざまな分野で開発が行われ、現在では世界で約100種類以上の抗体医薬が開発されている。

認知症治療の分野でも、わが国で初めてアリセプト（ドネペジルの商品名）が発売となった1999年（米国、英国、ドイツは1997年）頃より、米国の研究グループが、Aβに対する抗体を体内で作り、脳の中に蓄積したAβを除去できることを、モデルマウス[33]を使った実験で証明した。それ以降、世界中で、Ａβの免疫療法の開発、臨床試験が行われるようになった。当初はワクチン接種による能動免疫療法の開発が進められたが、臨床試験の途中で、ワクチン接種後に髄膜炎を発症する患者が現れたため中止となった（能動免疫により髄膜炎が生じた可能性が考えられたため）。[34]

次にＡβに反応するモノクローナル抗体を研究室で調製してそれを体内に投与するという、受動免疫療法の開発が盛んに行われるようになった。しかし、ソラネズマブやバピネズマブなど主要な抗アミロイド抗体薬は、臨床試験が途中まで進んだにも関わらず、期待されていたような臨床効果が出なかったため、承認が得られなかった。そんな中、バイオジェン社とエーザイにより開発された「アデュカヌマブ」が、世界で初めて米国食品医薬品局（ＦＤＡ）により２０２１年６月に医療用として承認された。しかし、承認に至るまでにも臨床試験結果（２０１９年には主要評価項目を満たさないことが示唆され、試験がいったん中止になるなど）に対しての議論が起こるなど賛否両論があり、米国では高齢者向け保険が適用されないことが決まり、本薬の普及はかなり厳しい状況になっている。日本でも承認の見通しは立っておらず、新薬の登場に期待が集まっていた。そんな中、レカネマブが米国食品医薬品局ＦＤＡでは２０２３年１月に承認された。投与方法は、２週間に１度の通院を行い、約１時間の点滴（静脈注射）で薬の投与をする。費用は高く、現時点（２０２３）においては、米国では患者一人あたりおおよそ年間３８０万円で、日本ではまだ不透明ではあるが、保険適用となっても年間数十万円程度の自己負担額がかかることが予想されている。しかし、レカネマブの登場は、アルツハイマー型認知症治療において長年治療困難だと考えられていた閉塞感を打ち砕く、画期的な出来事であるといえる。医療費サポート体制の整備などさまざまな本薬普及を阻む可能性のある要因は考えられるが、それらを解決し、普及が進めば、患者数の減少だけではなく、患者を支える家族や介護者への影響も計り知れない。

レカネマブ（アデュカヌマブともに）が適応となるのは、軽度認知機能障害（ＭＣＩ）または軽度認知症の患者に限定されている。そのため、今後は、いかにしてＭＣＩや軽度（初期の）アルツハイマー型認知症患者を治療に結びつけられるかが重要となる。実際の臨床では、認知症が比較的進行してはじめて病院を受診するといった症例が大半で、生活に支障が出始めたばかりのこれらの患者はなかなか専門外来を受診しないことも指摘されている。認知症外来でのＭＣＩ患者の受診数は、アルツハイマー型認知症患者の１／３程度しかいないという報告もあり、多くのＭＣＩ患者が未受診だと考えられている。こうした課題をどのように解決していくかが今後、争点となるであろう。課題克服の一つとして考えられるのは、血液検査や頭部画像検査（ＰＥＴ検査など）を用いたバイオマーカーの開発である（髄液バイオマーカーは感度が高いが侵襲度も高い）。これらバイオマーカーの開発が進めば、より多くの患者はレカネマブのような新薬の投与につながる可能性がある。また、ＭＣＩ患者においては、認知症へと移行する確率は年間約10％である一方で、リバート率（ＭＣＩから正常への復帰率）も14〜44％と高いのが特徴である。早期にＭＣＩを発見し、認知症予防対策を講じることで、認知症へ移行しない患者も多数出てくるであろう。今後は、手軽に認知症検査が行えて、ＭＣＩやアルツハイマー型認知症初期の段階で早期発見ができるような体制作りが極めて重要となる。

第五章

ケネディ教書と脱施設化

ジョン・フィッツジェラルド・ケネディ（John Fitzgerald Kennedy）（通称ＪＦＫ）は、共和党のニクソン候補[1]（後の第37代大統領）を歴史的接戦の末に僅差で破り、１９６１年1月20日、第35代アメリカ合衆国大統領に就任した。歴史上選挙で選ばれた最も若い大統領（43歳）であった。その在任期間は、１９６３年11月22日にテキサス州ダラスでの遊説中に凶弾に倒れるまでの、わずか2年10か月余りという短いものであったが、東西冷戦の真っただ中に起こったキューバ危機[2]への対処、鮮烈な数々のスピーチ、あるいはマリリン・モンローとの醜聞の噂の類いに至るまで、繰り返し放映される衝撃的なあの暗殺場面の映像とともに、死後およそ60年が経った現在もなおわれわれに強い印象を与え続けている。

ケネディ大統領に対する評価はさまざまであろうが、その功績の一つに、精神医療史に大きな変革をもたらすきっかけとなった１９６３年2月5日の「精神病及び精神薄弱に関する大統領教書（Special Message to the Congress on Mental Illness and Mental Retardation）」（いわゆる「ケネディ教書」）がある。

バンク−ミケルセンによって提唱されたノーマライゼーションの理念は、向精神薬の開発によって実現可能なものとなり、ケネディ教書がその具現化の大きなきっかけとなった。ケネディ教書によって精神障害者の脱施設化（脱入院化）deinstitutionalization が急速に進み、それまで施設に収容されていた精神障害者の地域生活への移行が世界中で展開されるようになり、障害者の地域生活を支える精神科アウトリーチという新たな手法の普及に先鞭がつけられたのである。

ジョン・F・ケネディ

ジョン・F・ケネディは、1917年5月29日、マサチューセッツ州ブルックラインに、後に駐英アメリカ合衆国大使を務めることになる富裕なアイルランド系移民の実業家ジョセフ・P・ケネディの、4男5女の兄弟姉妹の次男として生まれた。

ハーバード大学卒業後、海軍士官に任官し、第2次世界大戦後の1946年にマサチューセッツ州連邦下院議員に、そして1952年に同州上院議員となった。1953年、36歳のときに名家出身のジャックリーン（Jacqueline）と結婚し、3人の子供が誕生した。長女キャロライン・ケネディは2013年に駐日アメリカ合衆国大使として日本に赴任、長男ジョン・F・ケネディ・ジュニアは1999年に自家用飛行機で事故死、次男は生後間もなく死去している。

JFKは、20世紀生まれの最初の大統領であり、カトリック教徒としての最初の大統領であり、ピューリッツァー賞を受賞した（著書『勇気ある人々』）唯一の大統領でもある。

大統領在任中に、ピッグス湾事件[3]、キューバ危機、ベルリンの壁の建設、公民権運動[4]、ベトナム戦争の悪化といったさまざまな歴史的事件が発生しているが、なかでも米ソ戦争を回避したキューバ危機への対応についての評価は高い。

1963年のダラスでのケネディ暗殺犯として逮捕されたリー・ハーヴェイ・オズワルドは、逮捕のわずか2日後に、ダラス警察地下でのテレビ中継中にジャック・ルビーに射殺された。そのジャック・ルビーも1967年に肺がんで獄死し、ケネディ大統領暗殺事件は未解決のまま、今なお数々の謎に包まれた事件となっている。

ちなみに、第三章「近代における身体療法の開発」のロボトミーの項で触れたローズマリー・ケネディはすぐ下の妹である。8歳下の弟ロバート・フランシス・ケネディは兄ケネディ大統領から司法長官に任命され、兄が暗殺された後の1965年にニューヨーク州上院議員となって、1968年の民主党大統領候補指名選挙のキャンペーン中に兄同様に暗殺されている。

ケネディ教書

1963年に発表された「ケネディ教書」は、当時米国の精神障害者が置かれていた過酷な状況を批判し、しかもそれが国家財政を大きく圧迫していること、個々の家族にも大きな経済的負担を強いていることなどを詳細な数値を挙げて指摘して、こうした問題の改善は国家喫緊の課題であると訴えた。

以下に、ケネディ教書の冒頭部分を紹介する。なお、日本語訳は日本精神神経学会精神衛生法改正対策委員会・日本精神衛生学会訳を使用したが、明らかな誤植は訂正し、病名は当時のままに、数字は一部算用数字になおしている。

「健康改善の分野において、わが国の最も緊急な課題に関する教書を、簡潔に議会に対して送るものである。ただ二つの問題に限ってであるが、この二つは非常に重大であり、かつ悲劇的なものである故に、しかも公的措置によってこの二つが改善され得る可能性が、従来払われていた注意に比べて、はるかに大きいものであるが故に、新しい国策として議会に提出する特別教書に価するものである。このいわば双生児的な問題とは、精神病と精神薄弱の問題である」

「精神病および精神薄弱は、われわれの直面する保健問題のうちで、最も火急のものである。この二つは他の疾患よりもはるかに頻度が高く、多数の人びとをおかし、きわめて長期にわたる治療を必要とし、患者の家族に極度の苦痛を与え、きわめて大量の人的資源を浪費し、国家財政および個々の家族の大きな経済的負担となっている」

「こういう患者のうち、約60万人は精神病院に、約20万人は精神薄弱施設におり、あわせて80万人の患者が病院・施設に収容されており、毎年１５０万人に近い患者が、精神病院と精神薄弱施設において治療を受けているのである。患者の大多数は、時代おくれの巨大で超満員の州立病院に、すし詰めの状態で閉じこめられ、患者の治療費は１日僅か4ドルの平均支出である。この額は患者１人にとって余りに小額で、これではほとんどなにもしてやれないのである。しかし、精神衛生関係費を有効に使うという点でいえば、全体的に小額とはいえない。州によっては、平均１日２ドル以下しか支出できぬところもある」

「納税者である国民に課せられたこの税金の総額は、年間24億ドルを超え、これが直接公的経費にあてられているのであって、約18億ドルが精神病、6億ドルが精神薄弱の対策にあてられている。これに福祉対策費や人的資源の浪費という間接的な公的支出を加えれば、さらに莫大なものになる。しかも患者自身と家族の苦悩は、こういう財政的な数字を超えたものである。ことに精神病と精神薄弱はいずれも幼児期に発病することが多く、一生患者にとって障害となり、その家族には生涯の苦労となるのである」

教書発表当時の米国精神医療

ここであらためて、ケネディ教書発表当時の米国における精神医療の状況を振り返ってみたい。
米国では、１８４８年にマサチューセッツ州に「学校」という名の知的障害者施設が開設された。もともと重度知的障害児に対する教育を目的として設立されたが、やがて保護を目的とする収容施設へと変わっていった。それから約１００年の間に、知的障害者・精神障害者施設は急増し、１９５５年頃には精神病院入院患者はピークを迎えて、公的精神病院（連邦立・州立・郡立）は３５２施設に、入院者数は約56万人に達した。

当時の精神医療は入院治療が主流であったために、精神疾患患者の約98%は州立病院に入院していた。しかし、入院環境は良好と言えるものではなく、現在の医療機関で行われている医療サービスとは程遠いものであった。こうした状況を、教書では次のように述べている。

「こういう事態は、今まで余りにも長い間、放置されてきた。それは、われわれ国民の良心の痛みであったが、また、口にするのも不愉快で、容易にあとまわしにでき、しかもその解決はほとんど絶望的な問題であった。連邦政府は、その問題が国家的に重大であるにもかかわらず、解決を州政府にまかせ、州政府はその解決を監置的な病院や施設にまかせてきた。これらの病院・施設は、職員不足、過剰入院、居心地の悪さといった点で、はずべき状態にあり、この施設からのがれ出る唯一の確実な希望は死のみであった」

一方、公的精神病院の運営に係る厖大な人件費は当時の米国の国家財政を圧迫していた。そのため、公的精神病院における医療環境の質的改善と逼迫する財政の再建は、当時の米国国政上、急務であった。

こうした状況を受けて、１９６１年に「精神疾患と精神衛生に関する合同委員会」が発足し、同委員会による調査を経て、病院集中型の医療モデルにかわって脱施設化と地域ケアの構築に向けた精神衛生行動計画の必要性が示されることとなった（「Final Report of the Joint Commission on Mental Illness and Health」）。

合同委員会の「精神衛生行動計画」を受けた大統領は、１９６３年に「ケネディ教書」を発表して、米国の精神病院が恥ずべき状況にあることを非難し、地域における精神医療への転換を宣言したのである。

「今や大胆で新しい対策の望まれるときがきた。新しい医学的、科学的、社会的技術をかれらに適用することが可能なのである。議会、行政当局、関連する民間団体によって行なわれた一連の総合的研究が実を結び、その結論のすべてが同一方向を示している」

「連邦、州、地方のあらゆる段階における行政府は、民間財団や個々の市民とともに、この領域におけるおのおのの責任を果たすべく、立ち上がらなければならない。われわれの主な攻撃目標は、次の三点におかれる」

その三点とは、第一に精神疾患と知的障害の病態解明とその予防に関する研究、第二に精神科領域で活躍する専門職員の育成、人員確保が必要であること、第三に精神病者と精神薄弱者対策ならびに施設の強化改善をはかり、地域におけるケアの重要性を指摘したことであった。

「私は精神病者の医療にまったく新たな重点施策と方針をうちだすために、国家的精神衛生対策を提案する。この対策は、多くの精神病者が在宅のままで有効な治療を短期間受け、有用な社会の一員として復帰できるようにした最近の研究と発見、すなわち新しい知見と新薬にその多くを負っている」

「こうして突破口が開かれ、患者を社会から隔離し、長期ときには半永久的に、巨大で憂うつな精神病院に押しこめ、われわれの視野から抹殺し、忘れ去っていくといった従来の治療法は、今や古めかしいものとなった。私はこのような病院の状態を改善しようと努めた多くの州の努力や、病院職員の献身的奉仕に対し敬意を払うものである。しかし１９６１年の精神疾患および精神健康に関する合同委員会が指摘するように、こういう仕事は座折しがちであり、その成果も明るいものではなかった」

「州によっては、５千、１万、時には１万５千人の患者を、職員不足の巨大な施設につめこまざるを得ない状態である。その多くが経済的理由のためとされているが、こういうやり方は、人的にも損失であり、真の経済的見地からみれば高価につく。このことは次の統計が明らかに物語っている。

州立２７９施設の５分の１近くは火災の危険にさらされ、非健康的であり、その４分の３は第一次世界大戦以前に開設されたものである。州立精神病院に入院中の53万人の患者の約半数は、３０００床以上の施設におり、個人的な医療や考慮が払われることは、およそ不可能である。これらの施設の多くは、必要な専門職員数の半ばにも達せず、患者３６０人に対して一名の精神科医がいるかいないかという状態である。しかも入院患者の45％が10年以上継続的に入院している」

「しかし明るい材料もある。それはここ数年、次第に増えていた施設へのつめこみ傾向が、逆を向いてきたことである。それは、新薬の使用、精神病の本質に対する公衆の理解の増大、総合病院における精神病床、昼間通院施設（デイ・ケア・センター）、外来精神科施設などを含む地域社会施設が設置されるようになったことによる。地域社会の総合病院では、１９６１年に20万人以上の精神科患者を治癒退院させているのである」

「私は確信する。もし医学的知識と社会の理解が十分に活用されるなら、精神障害者はごく少数を除いてほとんどすべてが、健全で建設的な社会適応をかちとることができる。精神病のなかでも最も多い精神分裂病が、３人のうち２人までは治療可能であり、６か月以内に退院させることができることが実証されている。だが現在のような状況では精神分裂病の入院期間は平均11年に及んでいる。11の州では近代的な技術によって、精神分裂病の入院患者は、10人のうち７人までが９か月以内に退院している。さらに一例として、ある州では要入院の患者に対して敢えて入院に代る方法を計画した結果、患者の50％を在宅のままで治療するのに成功した。精神障害に対する一致した国策が今こそ可能であり、意義あるものとなった」

「広汎な新しい精神衛生対策を押し進めるならば、10年か20年のうちに、現在監置的医療を受けている患者の50％以上を減らすことができよう。多くの患者が自分自身にも、家族に対しても、苦しみを与えずに家庭で生活させられるようになり、入院患者の社会復帰も促進されるだろう。患者はほとんど例外なしに、有益な人生をとりもどすことができ、精神病にともなう家族の不幸をなくすことができる。そしてわれわれは公的資金を節約し、人的資源を保存することができるのである」

その後、たちまち世界中に展開することになる脱施設化政策を、ケネディ教書はこのように世界に先駆けて宣言したのである。

ケネディ教書は次のような言葉で終わっている。

「われわれは国民として、今まで長い間、精神病者および精神薄弱者を無視してきた。このような無視はわれわれが同情と尊厳の理念を守り、人的能力を最大限に活用しようとするならば、すみやかに是正されなければならない。

この伝統的な無関心さをなくして、国中のあらゆる層、地方、州、個人、すべての行政機関の段階において、力強い遠大な計画を実行に移さなければならない。そのためにはわれわれは次のことを実行しなければならない。

・すべての精神障害者に、社会のあらゆる恩恵をわかち与えること。
・精神病および精神薄弱の発生を、いついかなる場所においても防止すること。
・精神障害になったものを、早期に診断し、社会においたままで持続的かつ総合的な治療・看護を行うこと。
・精神障害に対する州立・私立の病院・施設における治療・看護の水準を向上させ、地域社会中心の計画に切りかえさせること。

・これらの施設に閉じこめられた人びとを、数年にわたって、毎年数百人、数千人とその数を減らしていくこと。
・精神病者と精神薄弱者を地域社会内にとどめ、また連れもどし、すぐれた保健計画と強力な教育・リハビリテーション活動によって、かれらの生活に再び活気を与えること。
・そして、この問題に対処できるように、地域社会の意志と能力を強化し、こんどは地域社会が個人やその家族の意志と能力を強化できるようにすること。

われわれは能力のかぎりをつくし、あらゆる手段を用いて、国民の精神的・身体的健康を向上させなければならない。

これらの重要な目的を果たすために、私は以上の勧告を議会が承認することを要請する」

ジョン・F・ケネディ
ホワイト・ハウス　1963年2月5日

ケネディ教書に謳われた目標は、すべて今なお、われわれに課せられた目標である。

脱施設化と地域精神医療の展開

ケネディ教書を受けて、施設を出た知的障害者および精神障害者の地域生活を支えるために、1963年に「精神薄弱者施設及び地域精神保健センター設立法」が策定された。しかし、当初計画された予算が削減されたために地域精神保健センター（Community Mental Health Center、以下ＣＭＨＣ）の建設にとどまり、人員配置とその整備までには至らなかった。そこで、１９６５年に、精神病院から退院した患者を地域で援助していくために、24時間利用可能なＣＭＨＣを米国全土に設置するという、地域重点型への医療転換を法令化した「地域精神保健センター法」が新たに制定された。

その結果、地域における保健医療支援のインフラ整備を進めて、ＣＭＨＣを中心とした地域精神医療の全米展開が図られることになった。それまで長期入院していた患者は自宅に戻り、あるいはナーシングホーム[5]で暮らして、専門知識を持った職員がそこを訪ねて指導・相談・支援を行い、必要に応じて医療機関・行政機関と連携を行うといった「精神科アウトリーチ」による地域精神医療を全米に展開して、それまでの入院治療中心から地域生活中心の精神医療へと大きく転換されることになったのである。

こうした医療パラダイムシフトによって、米国における州立精神病院の病床数および入院患者数の削減が推進され、ケネディ教書の発表から20数年を経た１９８６年には全米の精神病院入院患者は11万人（１９８５年の約１／５）にまで減少し、精神病床数は２０１７年には８万２４８９床まで減少した（人口千人あたり０・３床。現在の日本は２・６床）。

しかし、こうした性急な脱施設化は、一方で、ホームレスの増加、地域医療の受け皿体制の不足による再入院患者の増加（年間の再入院率が約30％に達し、いわゆる「回転ドア現象」と呼ばれた）、悲惨な環境下にあったナーシングホームでの生活を強いられる患者の出現、といった新たな問題を産むことになった。

病院を出た精神障害者の多くが暮らしたナーシングホームは、当時は多くが経営難に陥ったモーテルやホテルからの転用で、部屋と賄いを提供するだけの場に過ぎず、そこはまた売春婦、麻薬常習者、出獄者たちのねぐらでもあったので、最も弱いグループに属していた元患者達はたちまち彼らの餌食とされてしまい、ホームレスとして街に投げ出されてしまうことがしばしばであった。

こうした事態に陥った最も大きな要因は、地域におけるケアの拠点としたＣＭＨＣの不足にあると考えられる。当初の計画だと、精神病院に代わって地域ケアを行うことが想定されていたＣＭＨＣは全米に１５００施設できる予定であったが、１９７０年代後半になっても６００施設程度しか設立されなかった。これは当時のベトナム戦争の戦費拡大によって地域精神保健に係わる予算が削減されたためである。

１９７３年当時の米国における精神疾患患者の総数は推定５２０万人とされ、そのうちの３２０万人が地域で生活していたが、彼らの中で地域保健センターによってケアされていたのはその約23％に過ぎず、残りは公的な精神保健サービスを受けられない状況にあったと報告されている。

ＣＭＨＣの業務面でもいくつか問題点が指摘されている。ＣＭＨＣでは、入院治療、救急サービス、部分的入院、外来治療、コンサルテーション・教育という5つの機能を、医師・看護師・心理職・ソーシャルワーカーなどの多職種チームで当たることになっていたが、急性期における危機介入に重点を置かれたために、慢性患者ケアへの対応が少なかったことの影響があげられる。また、当時は、医師・心理職・精神保健福祉士に対する教育や訓練は診断と治療に焦点を当てたものがほとんどで、患者の社会的能力の獲得や向上を図る訓練が少なかったことも影響した。

一方、脱施設化政策の有効性についての研究も数多く行われた。これらの研究は主に適応行動・行動障害・生活の質の変化という3項目について検証されている。脱施設化における適応行動の影響を検証した調査では、施設から地域へ生活環境を移すことに伴って適応行動が改善しているとした報告が多く、生活の質についてもほぼ同様の成果が報告されている。しかし行動障害については、脱施設化によって有意な改善が認められたという結果もあれば、否とする結果もみられる。

ADA法に至る道

第39代カーター大統領（在任１９７７－１９８１）の政権下で、ケネディ教書以降の地域精神医療の状況が見直され、１９７７年に「精神衛生調査委員会」が設置された。委員会では、１９６３年以降の脱施設化と地域ケアの状況を調査し、それを受けて１９８０年に「精神保健体系法」が成立した。しかし、１９８０年代になっても、ニューヨークやロサンゼルスなどの大都会では、精神病院を退院した患者が住まいもなく地下鉄や橋の下で暮らす状況が多く見られた。

一方、１９５０年代半ばから１９６０年代半ばにかけての米国では、アフリカ系アメリカ人による差別の撤廃と法の下の平等、そして市民としての自由と権利を求める公民権運動が展開されていた。公立小学校での人種分離を争点とした１９５４年のブラウン判決[6]や、白人にバスの席を譲らなかったことに端を発したモンゴメリー・バス・ボイコット運動[7]などで公民権運動は大きなうねりとなって全米に広がり、バス・ボイコット運動の指導者であったキング牧師[8]の非暴力主義思想が公民権運動の支柱となった。その結果、ケネディ大統領が提案した「公民権法」は、ケネディ暗殺後に第36代大統領に就任したジョンソン政権下の１９６４年にようやく成立した。公民権法は、人種、皮膚の色、宗教、性別または出身国を理由に差別することを禁止したもので、米国の公民権に関わる最も重要な法と位置づけられている。

１９７３年には、雇用や個人生活を支援し、雇用主を援助するための「リハビリテーション法」に障害者差別禁止条項（リハビリテーション法第５０４条項）が加えられ、さらに１９９０年に、障害者の差別禁止、および、障害者が他者と同じく米国での生活を営むことができる機会を保証した「障害を持つアメリカ人法」（ＡＤＡ：Americans with Disabilities Act of 1990、以下ＡＤＡ法）が成立した。ＡＤＡ法は、公民権法には規定のなかった障害に基づく差別を禁止して、障害者に対する機会の均等、社会への完全参加、自立、経済的自足を保障する法律である。

ＡＤＡ法は4つの編からなっており、第1編は雇用における障害者差別の禁止、第2編は公共交通などの公共サービスにおける差別の禁止、第3編は民間事業体によって運営される公共性のある施設およびサービスにおける差別の禁止、第4編は聴覚障害および言語障害者のためのテレコミュニケーションなどに関する規定である。

また、障害は、「一つあるいはそれ以上の主要な生活活動を実質的に制限する身体的または精神的損傷」と定義され、「過去にそのような損傷の経歴を有していること」および「そのような損傷があるとみなされていること」も障害に含まれている。

ここでいう「主要な生活活動」とは、「一般人における平均的個人がほとんどあるいはまったく困難を感じずに実行できる基本的活動」であり、具体的には「自分の身の回りの世話、手作業、歩くこと、見ること、聞くこと、話すこと、呼吸すること、学ぶこと、および働くことという活動が含まれ、それには限定されない」としている。

障害有無の判断も、損傷リストによるのではなく、損傷がその人の主要な活動を実質的に制限しているかどうかという点から障害の有無を判断することになっている。

第　六　章

わが国の精神科アウトリーチ

精神障害者の中には、自らの意思で受診するのが困難な場合や、受診が中断したまま放置されている場合が多い。そうした事例では、症状がさらに増悪して日常生活が困難となり、やがて地域生活が破綻してしまって、せっかく退院しても再入院に至ったり、入退院を繰り返すようになることがしばしばみられる。こうした危機的状況に陥るのを防ぎ、地域での安定した生活を維持するためには、精神科医・保健師・看護師などの医療スタッフと、精神保健福祉士などの福祉スタッフの多職種が共同してチームを組み、患者の住まいに出向いて、医療と日常生活の両面から精神障害者を支援する「精神科アウトリーチ」という手法はきわめて有効な支援手段である。

ここでは、わが国における精神科アウトリーチがどのような経緯で生まれたのか、どのように運営されているのか、どういう意義を持っているのかについて考えてみたい。

「精神保健医療福祉の改革ビジョン」

厚生労働省は、平成16年（2004）9月に「精神保健医療福祉の改革ビジョン」を策定し、わが国の精神保健医療福祉改革に着手した。脱施設化を推し進める欧米諸国からの指摘に押されたこととはいえ、明治初年に西洋近代医学が導入されて以来の、わが国精神医療における大転換であった。「改革ビジョン」の基本方針は次の二点である。

一つは、これまでの入院治療を中心とした精神医療を、地域生活を中心としたものに変換するために、今後10年間で国民各層の意識の変革と立ち後れた精神保健医療福祉体系の再編と基盤強化を進めることであり、いま一つは、精神病床の機能分化や地域生活支援体制の強化などによって、受け入れ条件が整えば退院可能となる約7万人の入院患者を解消することである。

この基本方針をおよそ10年間で達成するために、国民意識の変革と精神保健医療福祉体系の再編の、具体的な達成水準の目標を次のように設定した。

①国民意識の変革の達成目標

・精神疾患は、生活習慣病と同じく誰もがかかりうる病気であることについての認知度を90%以上とすること。

国民意識の変革とは、精神疾患を正しく理解し、態度を変え行動するという変化が起きるように、精神疾患を自分自身の問題として考える者の増加を促すことを意味している。

②精神保健医療福祉体系の再編の達成目標

・各都道府県の平均残存率（入院1年未満群）を24%以下とする。

・各都道府県の退院率（入院1年以上群）を29%以上とする。

これによって、今後10年間で約7万床相当の精神病床の削減が促されると試算している。

改革ビジョンが策定されてからおよそ20年が経過して、精神疾患に対する国民の意識改革は少しずつ進みつつあるように思われる。

かつては精神疾患に罹患したことを本人のみならず家族も秘匿し、相談することすら阻まれ、どこで、どのように対応すべきかわからないまま、世間の目から隠れるように孤立無援の中で病と向き合わねばならないというのが通常であった。

昭和47年（1972）に出版され、年間売り上げ1位（194万部）のベストセラーになった文学作品に有吉佐和子[1]の『恍惚の人』がある。これは認知症（当時は「痴呆」と呼ばれた）を真正面に据えた初めての作品で、翌1973年には映画化（森繁久彌・高峰秀子主演）されて大評判となり、その後も次々と舞台化、テレビドラマ化されて日本中に大きな反響を呼んだ。これをきっかけに認知症や高齢者介護の問題にスポットが当たることになり、『恍惚の人』は当時の流行語にもなった。今から50年ほど前のわが国では、認知症すら恥ずべきものとして隠蔽され、相談を躊躇させる国民感情があったのである。

現在では、認知症は加齢に伴う病変であって、誰もが罹患しうるものであるという認識が国民に広く定着されるようになり、これを隠す者は少なくなった。

精神医学の最重要疾患の一つであるうつ病（気分障害）に対しても、改正労働安全衛生法に基づいて平成27年（2015）12月から施行されたストレスチェック制度[2]とあいまって、うつ病への認識は相当に進むようになり、発達障害[3]という言葉も教育現場でごく日常的に語られるようになった。都会の駅周辺にはメンタルクリニックが次々と開業されて精神科受診の敷居は低くなり、今ではほとんど内科受診と変わらない状況にある。

改革ビジョンが目標とした国民意識の変革は、少しずつ、着実に達成されつつあるように思われる。

一方、新規に入院する患者に対しては、「入院中の処遇改善や患者のＱＯＬ[4]（生活の質）向上を図りつつ、できる限り1年以内に速やかに退院できるように、良質かつ適切な医療を効率的に提供する体制を整備すること」で平均残存率（入院１年未満群）を24％以下とし、すでに1年以上入院している患者に対しては、「本人の病状や意向に応じて、医療（社会復帰リハビリテーションなど）と地域生活支援体制の協働の下に、段階的、計画的に地域生活への移行を促すこと」で退院率（入院１年以上群）を29％以上とし、それによって今後10年間に約7万床の精神病床を削減するとした目標には、今なお遠く及んでいない。

精神障害者にも対応した地域包括ケアシステムの構築

「精神保健医療福祉の改革ビジョン」で、入院治療から地域生活中心へという理念が示されてからさまざまな施策が講じられてきた。

平成26年（２０１４）には、「良質かつ適切な精神障害者に対する医療の提供を確保するための指針」が示されて、この理念に基づく精神医療の実現に向けて、精神障害者に携わるすべての関係者の目指すべき方向性が示された。

これによって新たに「精神科重症患者早期集中支援管理料」が創設され、長期入院患者や入退院を繰り返す病状不安定な患者の地域移行を推進するためのアウトリーチ（医師、看護職員、精神保健福祉士、作業療法士などの多職種チームによる訪問支援）による24時間体制の在宅医療に対して、月１

回以上の訪問診療と、週2回以上の精神科訪問看護（そのうち月2回以上は作業療法士または精神保健福祉士による訪問）が可能となった。

しかし、その後の調査で、早期集中支援管理料を届け出る医療機関は少数に留まっていることが明らかになった。その背景には、多職種チームの構成人員不足のために24時間対応可能な体制維持が困難であるという事情と、算定可能となる対象患者の条件に、「福祉サービスを利用しない者」の項が含まれているが、実際には長期入院患者の退院調整の際に社会生活支援を行う障害者福祉サービスを検討することが多いという事情があると思われる。こうした経緯を受けて、算定条件や施設基準、対象患者の見直しなどが行われることになった。

平成29年（２０１７）9月の「これからの精神保健医療福祉のあり方に関する検討会」では、地域生活中心という理念を基軸として、精神障害者の地域移行を推進する観点から、精神障害者が地域の一員として安心して自分らしい暮らしができるように、医療、障害福祉・介護、住まい、社会参加（就労）、地域の助け合い、教育が包括的に確保された「精神障害者にも対応した地域包括ケアシステム」の構築を目指すことを新たな理念とすることが明確にされた。そのために自治体が取り組むべき課題とされたいくつかの事業の中で、中核となるのがアウトリーチ支援の拡充である。

ところで、ここでいう「精神障害者にも対応した地域包括ケアシステム」とは、介護保険施行5年後の平成17年（２００５）に創設された、高齢者ケアのための「地域包括ケアシステム」とは異なるものである。

高齢者ケアのための「地域包括ケアシステム」は、高齢者介護を社会全体で支え合う仕組みとして創設された介護保険制度が、想定以上の速度で進展する少子高齢化社会に対応しきれなくなったために構想されたもので、高齢者が住み慣れた地域で最後まで自分らしく暮らしていくのに必要な、医療・介護・予防・住まい・生活支援という5つの要素をばらばらに提供するのではなく、一体的に提供する制度として創設された。

平成17年（2005）には、この地域包括ケアシステムを支える中核機関として、中学校区内（おおむね30分以内に駆けつけられる場所）に一つ「地域包括支援センター」が設置されることになった。「精神障害者にも対応した地域包括ケアシステム」は、この高齢者ケアを目的とした「地域包括ケアシステム」を精神障害者ケアに応用したもので、どちらも住民一人一人の暮らしと生きがいを大切にした地域共生社会の実現を目指したものである。

ではなぜ、精神障害者にも対応した地域包括ケアシステムが必要となったのか。その背景には、近年のわが国における精神障害者の増加がある。

増加要因の中でもっとも大きなものの一つが高齢化に伴う認知症の急増である。精神科病院入院患者を疾病別にみれば、統合失調症患者は減少傾向にある一方、認知症患者が急増している。認知症患者の多くはすでに精神症状は前景になく、大半は事実上介護が主体となっていると推測され、その結果、在院期間は長期化し、精神病床は減少することなく、令和2年（2020）の精神病床は32.4万床と高値のままに推移する要因の一つとなっている。

また、わが国の精神医療は歴史的に入院治療中心で進んできたために、いわゆる社会的入院(5)の患者をはじめ数多くの長期入院患者が存在していることも要因にある。

さらに、厚生労働省の「こころの病気の患者数の状況」によると、うつ病などの気分障害患者数は、平成8年（1996）の43・3万人が、平成29年（2017）には127・6万人と、この20年間余りで2・96倍に増えており、うつ病などの気分障害患者の急増もこの背景にある。

こうしたことから、精神病床の在院期間が5年以上の長期入院患者は、令和元年（2019）では8万4764人で、入院患者全体の31・2％に達している。

長期入院に至った重症精神障害者の退院後の地域サービス利用状況をみると、包括的支援が必要とされた者のうち、退院後に居住地区における地域サービスを利用していた者の割合はわずか33％に過ぎず、退院後に必要な地域サービスが利用できていないことが高い再入院率の要因になっている。

「新しい精神科地域医療体制とその評価のあり方に関する研究」（厚生労働省）によると、精神科病院における1年半以上の長期入院患者（認知症を除く）のうち、退院可能な患者は14％で、退院困難な患者は85％であった。そのうち退院困難とされた理由の61％は精神症状がきわめて重症または不安定（いわゆる難治性精神疾患）なためであるが、残る33％は居住・支援がないという理由である。精神科病院病床の多くを占めている精神療養病棟（急性期が過ぎて安定した状態にあり、地域社会に復帰できるような療養プログラムを取り入れた病棟）に入院している患者の退院見通し調査では、入院患者の約半数が、在宅サービスの支援体制が整えば退院可能とされている。

「精神障害者にも対応した地域包括ケアシステム」が新たに構想されることになった背景には、こうした諸状況があった。

地域包括ケアシステムの概要

精神障害者が地域の一員として自分らしい暮らしをすることができるように構想された地域包括ケアシステムを構築するには、各地の精神保健医療圏ごとに、地域の保健所が連携調整の主体となって、精神科医療機関・一般医療機関・地域支援事業者・市町村などが重層的に連携したネットワーク体制を組むことが鍵となる。この際、都道府県および精神保健福祉センター[(6)]が補完的に支援して、都道府県立精神科病院などの医療機関が難治性精神疾患や処遇困難事例などの対応に積極的な役割を果たすことが重要である（**図2**）。

令和元年（2019）に厚生労働省がまとめた「精神障害者にも対応した地域包括ケアシステム構築のための手引き」によると、各自治体が取り組むべき事業内容は次の通りである。

①保健・医療・福祉関係者による「協議の場」の設置（必須）
②普及啓発
③精神障害者の家族支援
④精神障害者の住まいの確保支援
⑤ピアサポート[(7)]の活用
⑥アウトリーチ支援
⑦措置入院者および緊急措置入院者の退院後の医療継続支援
⑧精神障害者の地域移行関係職員に対する研修

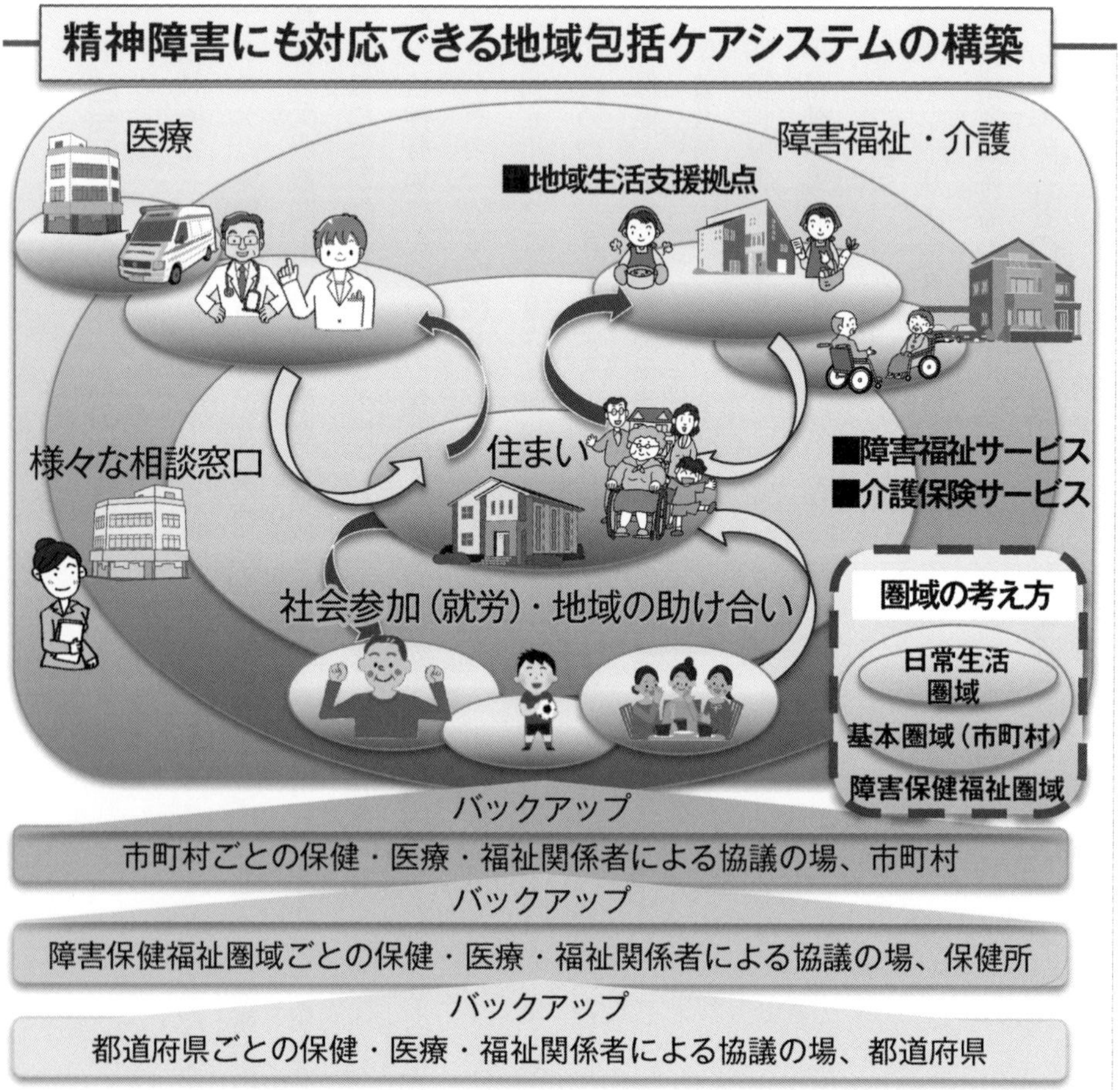

図２　精神障害にも対応した地域包括ケアシステムの構築（イメージ）
（厚生労働省資料より）

⑨入院中の精神障害者の地域移行
⑩包括ケアシステムの構築状況の評価
⑪その他

精神科アウトリーチの誕生

受入条件が整った退院可能な精神障害者の地域生活移行を推進するために、平成15年（2003）からモデル事業として「精神障害者地域移行支援特別対策事業」が開始され、それによって退院支援や地域生活支援が行われるようになった。しかし、受療中断者や、自らの意思で受診するのが困難な者は、いったん症状が重くなると日常生活上の困難が生じて、医療を受けることがさらに難しくなる。その結果、症状はますます増悪して、日常生活の困難がいっそう増大するという悪循環に陥ってしまうことがしばしばである。そのために、生活の支障や危機的状況に陥るのを防いで安定した地域生活を維持するためには、医療と日常生活の支援の両方を提供する必要がある。

医療と生活支援を両立させるには、精神科医・保健師・看護師などの保健医療スタッフと、精神保健福祉士などの福祉スタッフが多職種チームを構成して、それぞれの技術および価値観から多面的な視野のもとに共同して支援を行う「精神科アウトリーチ」はきわめて有効な手法といえる。

精神疾患の症状は短時間に変化しうるので、状況を的確に迅速にアセスメントして、直ちにそれを支援に反映させることが求められるが、そうした事態に対しても、精神科アウトリーチは最適な手法である。

こうした背景を受け、厚生労働省は平成23年（２０１１）４月に「精神障害者アウトリーチ推進事業の手引き」を策定し、アウトリーチの推進に乗り出した。そして、アウトリーチ支援の実現に向けた検討を重ねて、具体的な方向性と基本的考え方を以下のようにまとめている（**図３、図４**）。

【基本的な考え方】

①医療面の支援に加えて、生活面での支援が可能となる多職種チームであること。
②現存の人的資源を活用しながら地域支援を行う人材を養成すること。
③アウトリーチ支援の実施が医療機関にとって病床削減に取り組むインセンティブとなること。
④地域移行・地域定着を進めるために、「住まい」の整備を併せて行うこと。
⑤相談支援体制を整理して、障害福祉サービスや就労支援の円滑利用を可能にすること。

【具体的な方向性】

①地域で生活することを前提とした支援体系とする。
②当事者や家族の抱える課題解決を「入院」という形に頼らないことを原則とする。
③当事者や家族の医療に対する信頼を築くために最初の関わりを重視し、自尊心を大切にした関わり方を基本とする。

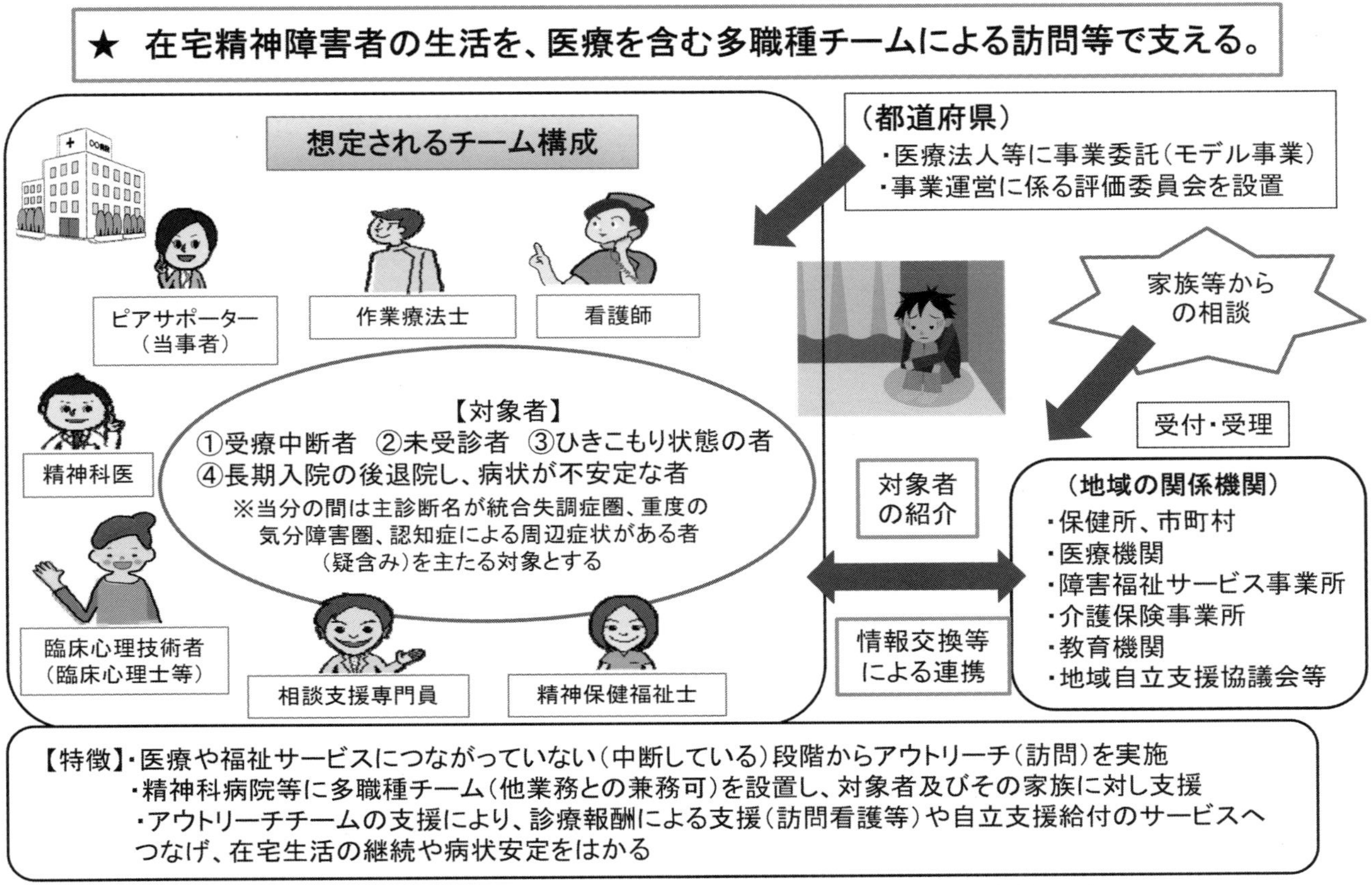
★ 在宅精神障害者の生活を、医療を含む多職種チームによる訪問等で支える。
想定されるチーム構成
ピアサポーター（当事者）
作業療法士
看護師
精神科医
臨床心理技術者（臨床心理士等）
相談支援専門員
精神保健福祉士
【対象者】
①受療中断者 ②未受診者 ③ひきこもり状態の者
④長期入院の後退院し、病状が不安定な者
※当分の間は主診断名が統合失調症圏、重度の気分障害圏、認知症による周辺症状がある者（疑含み）を主たる対象とする
（都道府県）
・医療法人等に事業委託（モデル事業）
・事業運営に係る評価委員会を設置
家族等からの相談
受付・受理
対象者の紹介
情報交換等による連携
（地域の関係機関）
・保健所、市町村
・医療機関
・障害福祉サービス事業所
・介護保険事業所
・教育機関
・地域自立支援協議会等
【特徴】・医療や福祉サービスにつながっていない（中断している）段階からアウトリーチ（訪問）を実施
・精神科病院等に多職種チーム（他業務との兼務可）を設置し、対象者及びその家族に対し支援
・アウトリーチチームの支援により、診療報酬による支援（訪問看護等）や自立支援給付のサービスへつなげ、在宅生活の継続や病状安定をはかる

図３　精神障害者アウトリーチ推進事業のイメージ（厚生労働省資料より）

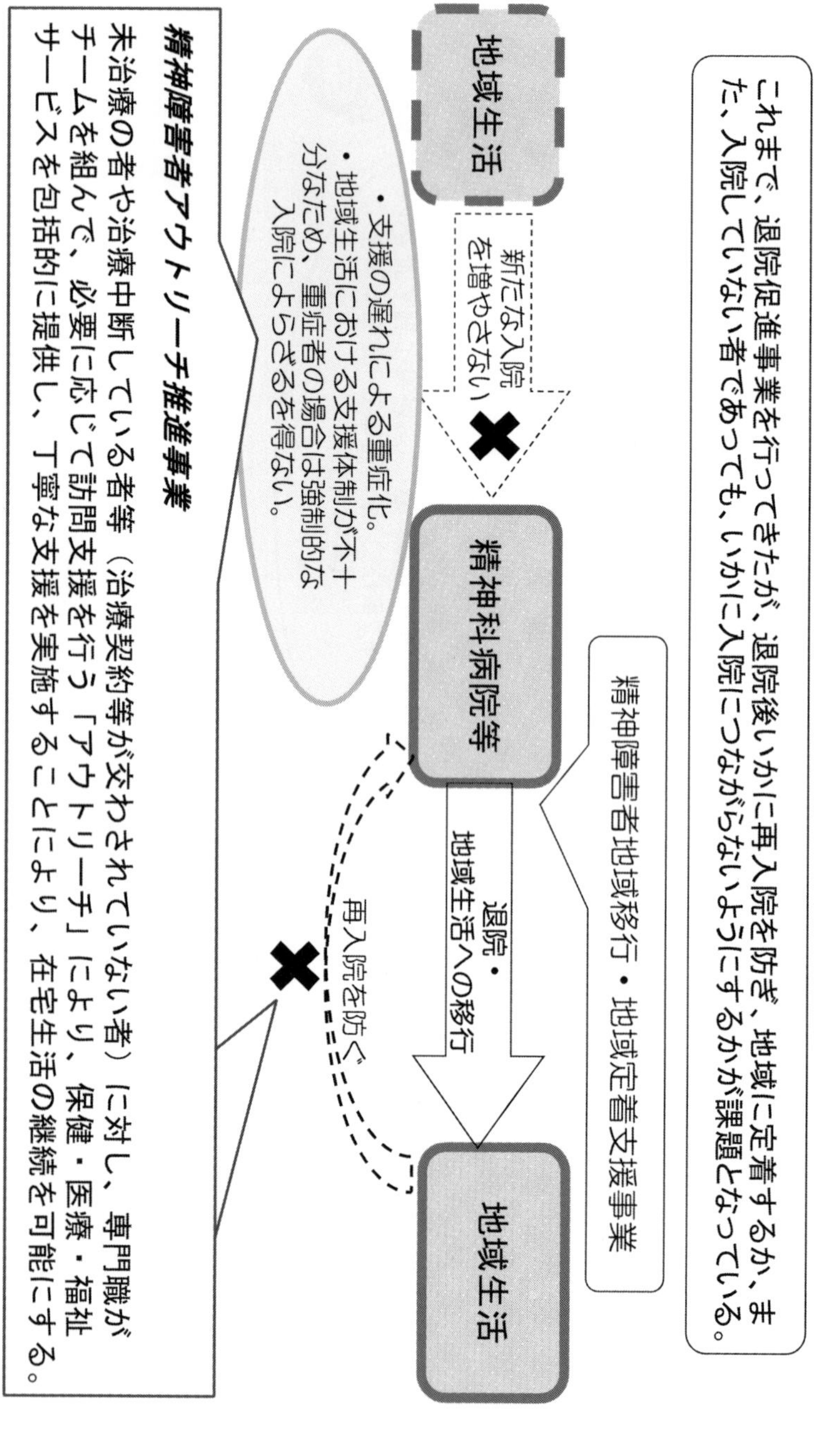
これまで、退院促進事業を行ってきたが、退院後いかに再入院を防ぎ、地域に定着するか、また、入院していない者であっても、いかに入院につながらないようにするかが課題となっている。
精神障害者地域移行・地域定着支援事業
地域生活
新たな入院を増やさない
精神科病院等
退院・地域生活への移行
地域生活
再入院を防ぐ
・支援の遅れによる重症化。
・地域生活における支援体制が不十分なため、重症者の場合は強制的な入院によらざるを得ない。
精神障害者アウトリーチ推進事業
未治療の者や治療中断している者等（治療契約等が交わされていない者）に対し、専門職がチームを組んで、必要に応じて訪問支援を行う「アウトリーチ」により、保健・医療・福祉サービスを包括的に提供し、丁寧な支援を実施することにより、在宅生活の継続を可能にする。

図4　課題の解決を入院という形に頼らない（厚生労働省資料より）

精神科アウトリーチの実際

「精神障害者アウトリーチ推進事業の手引き」によると、アウトリーチの概要は次の通りである。

（1）精神科アウトリーチの目的

受療中断者や自らの意思では受診できない等の理由で、日常生活上の危機が生じている精神障害者に対して、一定期間、保健・医療および福祉の包括的な支援を行うことを目的とする。

民間精神科病院等に、医師、看護師、精神保健福祉士、相談支援専門員等の多職種から構成されるチームを配置し、できるだけ入院をせずに地域生活の継続が可能となるための支援を行うものとする。

（2）支援対象者

主診断名が、ＩＣＤ－10[8]の、

Ｆ０　認知症（周辺症状を伴う者）

Ｆ２　統合失調症圏、統合失調症型障害および妄想性障害

Ｆ３　気分（感情）障害

と診断された者で、下記の状態にある者を支援対象とする。

①精神医療の受療中断者

精神科医療機関の受診中断、または服薬中断等により、日常生活上の危機が生じている者。

②精神疾患が疑われる未受診者

地域生活の維持、継続が困難であり、家族・近隣とのトラブルが生じるなど日常生活上の危機が発生しており、精神疾患が疑われ、入院以外の手法による医療導入が望ましいと判断される者。

なお、支援対象者が危機と捉えていなくとも、精神病の悪化によって生活上の困難を来すと想定される場合も対象とする。

③長期入院の後に退院した者や入院を繰り返す者

精神疾患による長期（概ね1年以上）の入院、または、入院を頻繁に繰り返し、病状が不安定な者。

④ひきこもりの精神障害者

特に身体疾患等の問題がないにもかかわらず、概ね6か月以上、社会参加活動を行わない状態や、自室に閉じこもり家族等との交流がない状態が続いている者で、精神疾患による入院歴または定期的な通院歴のある者、または症状などから精神疾患が疑われる者。

（3）支援期間

支援対象者が円滑に医療機関や障害福祉サービスによる定期的な支援に移行するまでの間とし、概ね6か月間を目安とするが、支援期間および支援終了時期については、個々の状況に応じて、ケース・カンファレンス等で十分な協議を行うものとする。

なお、予定した実施期間の終了後も、支援対象者の疾患が重度であるなど、チームで支援を必要とする場合は実施期間を延長し支援を行うことが望ましい。

（4）実施機関

都道府県は、支援対象者の危機介入や早期支援に対応可能な多職種チーム体制を備える下記の民間の医療機関等に業務委託し実施するものとする。

①精神科病院（往診、訪問看護に対応できること）

②精神科を標榜している医療機関（往診、訪問看護に対応できること）

③訪問看護ステーション（主として精神障害者への対応を行っていること）

（5）実施機関の機能および人員配置等

事業実施に際して、下記の機能および人員を備えていること。

〈機能〉

①支援対象者の選定およびアセスメント

②支援対象者に関する支援計画の作成および支援目標の設定
（ⅰ）医師の往診を含む訪問等による生活支援・服薬管理の設定
（ⅱ）支援対象者の近隣など、支援対象者が所属する地域社会との良好な関係づくり
（ⅲ）支援対象者への夜間休日の相談支援体制など

〈人員配置〉
①原則24時間365日の相談支援体制をとれること
ただし、休日・夜間については電話による相談対応でも可とする
②従事する職種については、保健師、看護師、精神保健福祉士、作業療法士いずれかの職員が少なくとも1名以上配置され、他に臨床心理技術者、相談支援専門員等の専門職種やピアサポーターが配置されていること
③病院等と兼務する職員や非常勤職員をもって充てても差し支えないが、その場合、本事業による業務と他業務との勤務日数および時間を明確に区分すること
④精神科医は常勤医でなくとも（顧問医、非常勤でも）可とするが、電話等による指示および往診できることや、ケース・カンファレンスへの出席等、十分に連携の図れる体制であること
⑤専用の事務室を備え、1日1回のミーティング（カンファレンス）と定期的に関係者によるモニタリングを実施すること

⑥支援対象地域は、訪問による支援が可能な合理的な範囲を定めるものとする（実施機関から概ね30分以内）。なお交通手段は問わないものとする

（6）支援の手順

実際の支援に際しては、下記のプロセスに沿って行われることが望ましい。

①相談受付・状況把握
↓
②ケース・カンファレンス
↓
③初回訪問
↓
④アセスメント[9]
↓
⑤支援計画の作成
↓
⑥支援の開始（危機介入を含む）
↓

⑦問題の解決を入院に頼らない原則の確認
↓
⑧再アセスメントおよびモニタリング
↓
⑨実施評価（エバリュエーション）
↓
⑩支援終了

精神科アウトリーチは「相談受付」から始まる。当事者や家族から相談支援事業所に直接電話があったり来所したり、関係機関から相談されることも多い。

相談内容から、多職種チームによる訪問が必要か、当事業所での対応が可能かなどを判断する。訪問が必要と判断した場合は、相談者の同意を得て、関係機関から情報を集める。チーム訪問の場合には、事前に管轄保健所と連絡調整して、必要に応じて保健所職員の同行訪問を得て、ケースの「状況把握」を行う。

状況把握がすむと、速やかに主治医および関係機関（者）から構成されるケース・カンファレンスを開催する。必要に応じて、保健所、市町村、福祉事務所、障害福祉サービス事業者、家族にも呼びかけて協力を求める。

カンファレンスでは、情報を交換し、情報の共有を図り、支援目標を設定した上で、具体的な支援内容、支援開始時期、多職種チームの選定、協力機関の確認などを行う。

ケース・カンファレンスで確認された情報を基に、「初回訪問」を行う。当事者・家族の医療に対する信頼を築くためには、初回面接はきわめて重要である。訪問する際には、必ず事前に訪問する旨を家族などから伝えてもらっておき、面接できる環境づくりを図ることが大切である。対象者が訪問を拒否する場合は、無理な介入を行わず、挨拶や声かけにとどめる。訪問を拒否しない場合は、対象者の訴えを傾聴し、病状および環境について状況把握に努める。いずれにしても、医療面だけではなく、生活面も含めて、自尊心を大切にする関わり方が基本となる。

ケース・カンファレンスで確認した情報と、初回訪問時で得られた情報を照らし合わせて課題を整理し、対象者の「アセスメント」を行う。この際、偏った情報に陥らないように留意する。

アセスメントされた情報を基に、利用者を交えて「支援計画」を作成する。支援内容については支援対象者から承諾を得ることが基本である。承諾を得ることが難しい場合は、同居の家族から承諾を得ることもやむを得ない。支援計画策定にあたっては、ケース・カンファレンスを開催し、その際には対象者本人の同席が望ましい。支援内容は対象者のわかりやすい表現にして、担当者や責任者を明確にするとともに、病状悪化や環境の変化による危機介入の関わりについてもあらかじめ計画に盛り込んでおく。

支援計画に基づいて「支援を開始」する。支援に際しては、関係機関と随時連絡をとり、適宜情報交換を行う。危機介入時には、利用者や家族の了解を得て主治医に連絡し、指示を仰ぐ。支援は問題の解決を入院に頼らないことを原則とし、可能な限り入院せずに生活を継続できるための支援を行う。

もし入院に至った場合は、その状況を評価・分析してレポートに残しておく。

支援過程は常に「モニタリング」して、支援計画が適切に行われているか、修正すべき点はないかを確認し、支援対象者の病状や生活状況の変化に応じて、「再アセスメント」を行う。

チームメンバーと関係機関（者）が参加して、機関内で提供されたサービス結果や効果の「実施評価（エバリュエーション）」を行う。その際にも対象者の参加が望ましい。

対象者が、支援目標に到達した、終了の申し出があった、入院・施設入所した、死亡・行方不明となった、のいずれかの場合にアウトリーチの「支援終了」とする。

精神科アウトリーチ推進のために

平成30年（2018）4月の診療報酬改定で「精神科在宅患者支援管理料」が新設され、算定要件の緩和と診療報酬点数の引き上げが行われた。その結果、それまで算定基準に入っていなかった「障害者福祉サービスの利用も可能」の項が追加され、多職種チームの常勤要件が見直された。また、訪問診療および訪問看護での「24時間体制での支援」要件が緩和されて、両者のうちのどちらか1施設（連携下）での対応が可能となった。

令和2年（2020）4月には対象患者要件が見直されて、引き続き支援が必要な患者に医療を提供する場合にも算定が可能とする「精神科在宅患者支援管理料」が新設された。また、関係機関のスタッフが共同して行うカンファレンス開催要件の見直しも行われて、初回は対面でのカンファレンス

郵便はがき

料金受取人払郵便

杉並南局承認

1825

差出有効期間
2024年11月
30日まで

（切手をお貼りになる必要はございません）

168-8790

（受取人）
東京都杉並区
上高井戸1—2—5

星和書店
愛読者カード係行

ご住所（a.ご勤務先　b.ご自宅）
〒

(フリガナ)

お名前　（　　）歳

電話　（　　）

★お買い上げいただいた本のタイトル

★本書についてのご意見・ご感想（質問はお控えください）

★今後どのような出版物を期待されますか

ご専門

所属学会

〈e-mail〉

星和書店メールマガジンを
(http://www.seiwa-pb.co.jp/magazine/)
配信してもよろしいでしょうか　（a. 良い　b. 良くない）

図書目録をお送りしても
よろしいでしょうか　（a. 良い　b. 良くない）

を要するものの、2回目以降はウェブ開催も可能となった。

令和4年（2022）3月の診療報酬改訂では、精神科在宅患者支援管理料の改訂に加えて、「療養生活継続支援加算」と、「こころの連携指導料（Ⅱ）」が新設されることになった。これによって、未治療者・治療中断者に対する多職種の連携による包括的支援、および、かかりつけ医と精神科医、自治体との連携などが診療報酬に算定されることになった。

このように、精神科アウトリーチの活動拡大のために必要な診療報酬上の整備は徐々に進められつつあるが、より多くの医療機関・事業所の参加を促すためには、アウトリーチ活動の現状と現場ニーズを把握したサービス提供体制の見直しと、診療報酬改訂などを含む医療政策の推進が必要であろう。たとえば、現在は入院患者に対してのみ算定可能な精神科リエゾンチーム加算や精神科身体合併症管理加算を、精神障害患者が退院後に地域で生活を送る際にも、身体科と精神科が連携体制を取りながら医療提供を継続する場合にはその適用を拡大するといったことや、身体科と精神科の医療機関連携に加えて、訪問看護やその他アウトリーチ関連事業所との連携に対しても、それに類する診療報酬が検討される余地がある。

また、訪問診療を中心に行っている医療機関において経営の根幹をなすのが「在宅時医学総合管理料」であるが、現在、複数の医療機関が同一患者に対して訪問診療を行っている場合には、その患者の医学的管理を中心的に行っている医療機関のみが算定可能になっている。たとえば、身体科の訪問診療クリニックと精神科の訪問診療クリニックが同一患者に往診を行っている場合、どちらかの医療機関しか「在宅時医学総合管理料」を算定できないことになる。しかし、診療報酬の点数配分によって、どちらの医療機関においても報酬算定することが可能になれば、身体科と精神科の訪問診療クリニックの連携を行う事例が増加していく可能性が高くなる。

このような整備が進むと、これまでアウトリーチに参加することが少なかった総合病院精神科や精神科単科病院に対しても、経営上の利点と地域のアウトリーチ活動で求められる役割が明確化されるため、アウトリーチ活動に対する認識が高まり、アウトリーチ活動に参加しようとする総合病院精神科や精神科単科病院の増加が期待できる。

第七章

地域移行を阻む難治性精神疾患

わが国が目指す「入院治療中心から地域生活中心」への移行を阻み、アウトリーチ導入を困難にしている要因の一つに難治性精神疾患の存在がある。

難治性精神疾患患者は退院が難しくて入院も長期化しやすく、退院してもすぐに再入院になること（回転ドア現象）が多い。なかでも既存の薬物では症状の改善が見られない治療抵抗性統合失調症は長期入院に至ることが多く、入退院を繰り返すことがしばしばである。

令和元年（２０１９）のわが国の精神科病院入院患者数は27・2万人であるが、その31・2％にあたる8・5万人が5年以上の長期入院で、そのうち治療抵抗性統合失調症患者は約5万人と推定されている。しかし、既存の薬物で症状の改善が見られなかった治療抵抗性統合失調症患者が、抗精神病薬クロザピン clozapine（商品名クロザリル）の投与や、修正型電気けいれん療法（ｍＥＣＴ）によって大幅な症状の改善が認められることがある。

平成28年（２０１６）の厚生労働省「新たな地域精神保健医療体制のあり方分科会」でも難治性精神疾患地域連携体制整備事業の推進が取り上げられ、どこに入院してもクロザピン治療やｍＥＣＴなどの専門的治療を受けることができる地域連携体制を構築するために、地域の実情に応じた医療連携モデルが提唱された。クロザピン治療やｍＥＣＴに対応できる医療環境を全国各地に展開することで、長期入院を余儀なくされている精神障害者の地域生活への移行はさらに前進することが予測される。しかし、精神科病院の多くを民間の精神科単科病院が占めているというわが国固有の医療環境もあって、なかなか計画通りに進んでいない。精神障害者の地域移行を促進し、地域生活を安定的に継続するには、難治性精神疾患地域連携体制の整備は避けて通れない重要課題である（図5、図6）。

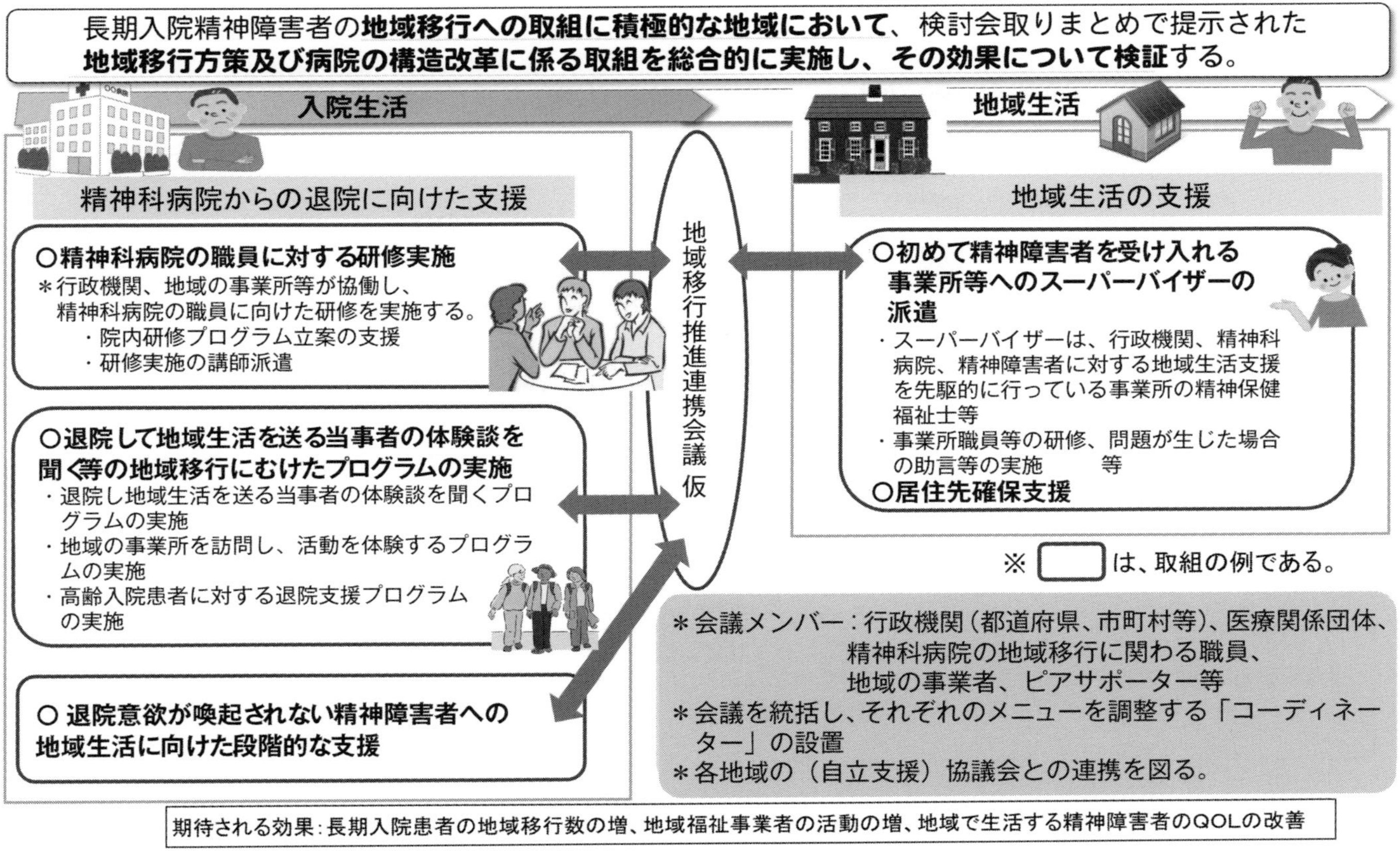

長期入院精神障害者の地域移行への取組に積極的な地域において、検討会取りまとめで提示された地域移行方策及び病院の構造改革に係る取組を総合的に実施し、その効果について検証する。
入院生活
地域生活
精神科病院からの退院に向けた支援
○精神科病院の職員に対する研修実施
＊行政機関、地域の事業所等が協働し、精神科病院の職員に向けた研修を実施する。
・院内研修プログラム立案の支援
・研修実施の講師派遣
○退院して地域生活を送る当事者の体験談を聞く等の地域移行にむけたプログラムの実施
・退院し地域生活を送る当事者の体験談を聞くプログラムの実施
・地域の事業所を訪問し、活動を体験するプログラムの実施
・高齢入院患者に対する退院支援プログラムの実施
○ 退院意欲が喚起されない精神障害者への地域生活に向けた段階的な支援
地域移行推進連携会議 仮
地域生活の支援
○初めて精神障害者を受け入れる事業所等へのスーパーバイザーの派遣
・スーパーバイザーは、行政機関、精神科病院、精神障害者に対する地域生活支援を先駆的に行っている事業所の精神保健福祉士等
・事業所職員等の研修、問題が生じた場合の助言等の実施　等
○居住先確保支援
※ □ は、取組の例である。
＊会議メンバー：行政機関（都道府県、市町村等）、医療関係団体、精神科病院の地域移行に関わる職員、地域の事業者、ピアサポーター等
＊会議を統括し、それぞれのメニューを調整する「コーディネーター」の設置
＊各地域の（自立支援）協議会との連携を図る。
期待される効果：長期入院患者の地域移行数の増、地域福祉事業者の活動の増、地域で生活する精神障害者のQOLの改善

図５　長期入院精神障害者地域移行総合的推進体制検証事業（厚生労働省資料より）

難治性の精神疾患を有する患者が、どこに入院していても、クロザピンやmECT等の専門的治療を受けることのできる地域連携体制を構築するために、地域の実情に応じた複数の地域連携モデルを明らかにする。

現状と課題

精神病床に入院している難治性の精神疾患を有する患者は、退院が困難となり、入院が長期化しやすいが、クロザピンやmECT等の専門的治療により地域生活へ移行する例も少なくないとされている。これらの治療を実施するためには、精神科病院と血液内科・麻酔科等を有する医療機関とのネットワークの構築等により、地域連携体制を構築する必要がある。

事業概要

都道府県とコア医療機関は、協働して、

①精神科病院と血液内科、麻酔科等を有する医療機関との地域の実情に応じた**ネットワークを構築**

②既に地域連携体制を構築している医療機関よりアドバイザーを招聘し、**地域連携体制の整備に関する研修を行う**

③ネットワークに所属する医療機関による**連携会議を開催**し、活動状況のモニタリング、連携調整、連携維持を行い、専門的治療を入院、外来で円滑に実施

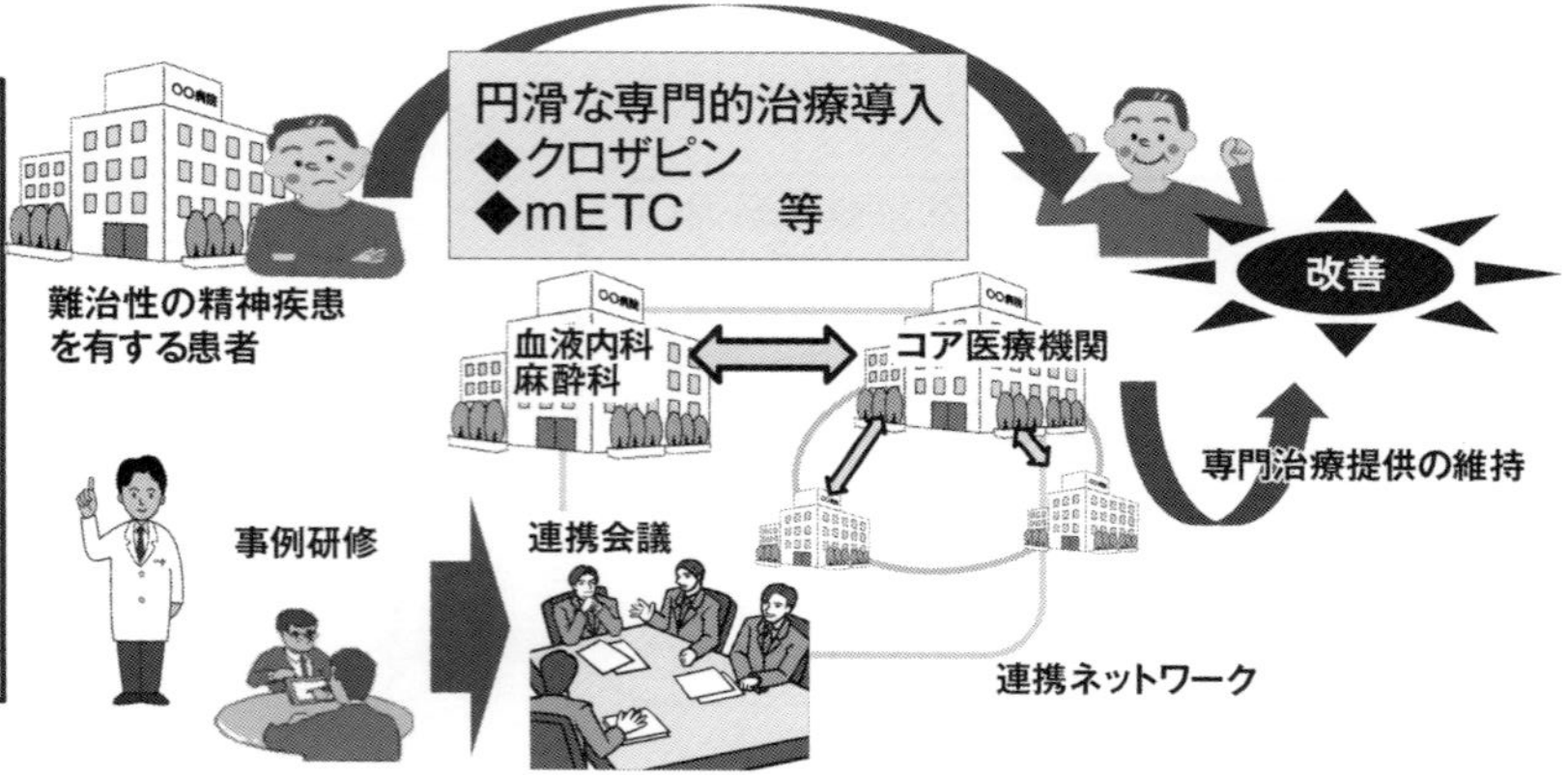

期待される成果

①難治性精神疾患地域連携体制の「見える化」とその横展開、②専門的治療を提供できる医療機関の充実
③長期入院精神障害者の地域移行の進展、④精神病床における平均在院日数の短縮化

図6　難治性精神疾患地域連携体制整備事業（モデル事業）（厚生労働省資料より）

わが国のクロザピン治療

第一世代抗精神病薬は１９５０年代に誕生したが、錐体外路症状などの副作用をきっかけに第二世代抗精神病薬の開発が始まった。クロザピンは最初に開発された第二世代抗精神病薬である。既存薬物では症状の改善がみられない治療抵抗性統合失調症に対して、有効性が検証され、適応が認められている薬剤は、現在ではクロザピンのみである。国内外の臨床試験で、クロザピン治療を行った治療抵抗性統合失調症患者の50％以上に改善が認められ、現在では世界中で投与が推奨されている。

クロザピンは強い抗精神病作用を持ち、陽性症状だけでなく陰性症状にも有効で、しかも錐体外路の出現が少ない抗精神病薬として欧州で開発された。統合失調症への有効性が示されたので、１９６９年にオーストリアで初めて抗精神病薬として承認されている。それ以降、欧州各国で使用が開始されるようになったが、副作用として致命的な無顆粒球症[1]が発現したために、一時販売停止となった。しかしその後、治療抵抗性統合失調症患者に対するクロザピンのきわめて高い有効性が明らかとなり、再び注目を集めるようになった。

クロザピン投与によるリスク・ベネフィットが再検証された結果、無顆粒球症発現予防のための血液モニタリングを行いながら投与を行えば、ベネフィットはリスクを上回ると考えられて、１９８９年に米国と英国で再承認され、その後多くの国で販売、使用されることになった。わが国でもようやく平成21年（２００９）４月に承認された。

わが国のクロザピン治療のガイドラインでは、２種類以上の抗精神病薬を、クロルプロマジン換算にして600㎎／日以上の用量で4週間以上投与しても、機能の全体的評定尺度が41点以上（40点以下が重症患者の目安となる）の状態になったことのないことがクロザピン投与の条件になっている。

現在、わが国でクロザピンを使用するには、「クロザリル適正使用委員会」に承認され、クロザリル患者モニタリングサービス（Clozaril Patient Monitoring Service、以下ＣＰＭＳ）に登録された医療従事者の管理下で行うことが必要である。なお、クロザリルはクロザピンの商品名である。

ＣＰＭＳでは、クロザピンの副作用である無顆粒球症や耐糖能異常など[2]を早期発見し、重篤化を防ぐための運用体制が整備されている。具体的には、クロザピンを使用する医療従事者、医療機関、薬局、患者をＣＰＭＳセンターが一括管理することで人為的ミスを防ぎ、白血球数、好中球数、血糖値などを定期的にモニタリングしながらクロザピン処方を行うシステムが構築されている。

無顆粒球症や耐糖能異常のモニタリングを行う血液検査にはさまざまな基準があり、クロザピン処方には、投与開始前10日以内の白血球数が4000／㎣以上、好中球数が2000／㎣以上であることが必要で、投与開始から26週間は少なくとも週1回の血液検査を行い、投与開始後52週以降も原則2週に1回の血液検査が必要とされている。クロザピンの増減量、中止の判断も、これら検査結果を見ながら行う必要がある。

しかし、この厳格なモニタリングシステムがわが国でのクロザピン処方の拡がりを妨げている一因でもある。たとえば、血液検査実施基準は、米国では、最初の26週間は週1回、第26週以降第52週までは隔週1回、第52週以降は4週に1回であり、英国では最初の18週間は週1回、第18週以降は少なくとも4週に1回と、わが国に比して基準は緩やかである。また、わが国では、「ＣＰＭＳの定めた中止基準で本剤投与を中止したことのある者」と、「無顆粒球症又は重度の好中球減少症の既往歴のある者」の再投与は原則禁忌となっており、クロザリル適正使用委員会の審議を経て再投与が可能になる。

こうした厳格なクロザピン処方に対して、令和3年（２０２１）に関係諸学会が連名で、①投与開始52週以降の血液検査間隔を4週に1回とすること、②ＣＰＭＳの再投与検討条件を緩和すること、③無顆粒球症または重度の好中球減少症の既往歴のある患者にも投与可能とすることなどを厚生労働省に要望し、ＣＰＭＳ運用手順の見直しが行われることになった。

クロザピン治療促進のために

わが国の精神科病院入院患者のうち、5年以上の長期入院に及ぶ治療抵抗性統合失調症患者は約5万人いると推定されている。しかし、わが国のクロザピン投与者数は1万２９３４人（２０２１年9月30日）に過ぎず、米国の24万６２４７人（２００８年）に比べて非常に少ない。また、２０２１年のわが国のＣＰＭＳ登録医療機関は５７８医療機関で、ＣＰＭＳ登録医療従事者数は、医師２９９５人、管理薬剤師（コーディネート兼任者含）４１６４人、コーディネート業務担当者1万２４７７人、保険薬局管理薬剤師１１８５人の、合計2万８２１人である。クロザピン治療を必要とする治療抵抗性統合失調症患者数を考えるとこれらはきわめて低い数値であり、定期的モニタリングや副作用のチェックなどを考慮すれば、医療スタッフのさらなる増員が必要であろう。

クロザピン治療を受ける難治性統合失調症患者を増やし、CPMS登録医療機関やスタッフを増やしていくためには何が必要か。CPMSの仕組みの見直しは必要であるが、重要なのはクロザピン治療を安全に実施できる医療連携ネットワークの構築である。クロザピン治療中に重篤な副作用が出現した際の医療体制をどのように整備しておくか、これは多くの精神科単科病院が抱える問題である。たとえば、一般的な精神科単科病院がクロザピン治療を行う場合は、近隣の総合病院に副作用対応を依頼する必要がある。仮に血液内科医や糖尿病内科医、循環器内科医などが常在する精神科単科病院であっても、治療遂行に要する医療設備が求められる。また、血液内科医などを有する総合病院でも精神科医の存在は不可欠である。

CPMSセンターには、登録医療機関からの緊急時相談やセカンドオピニオンのための相談体制が設けられており、24時間連絡可能な血液内科医をクロザリル血液アドバイザーとして配置している。しかし、無顆粒球症や心筋炎など生命を脅かす可能性のある重篤な副作用が発生した際には、電話で血液内科医などのアドバイスを受けながら精神科医が身体治療を行うことは容易ではない。これらの疾患に対応できる医療設備を持たない精神科単科病院ではなおさらである。実際、最も注意すべき副作用である無顆粒球症が出現すると、クロザピンの服用を即時中止し、血液内科医とともに無顆粒球症に伴う身体症状に対応することが求められる。好中球減少による感染症合併例では血液培養を含めた細菌学的検査を行い、広域スペクトラムの抗菌薬を用いた感染症治療が必要となる。クロザピン中止後も好中球数の増加が乏しい場合には、顆粒球コロニー刺激因子（G－CSF）を使用して好中球数の立ち上がりを早める対応を行うことがある。クロザピン誘発性心筋炎が起こった際には、循環器内科と連携して心筋マーカーの測定、心電図検査、心臓エコー検査などを行い、心不全や不整脈などの重篤な症状に対する早期治療が必要であり、副作用の重篤化に備えて集中治療に対応できる医療設備も求められる。

このように、わが国の精神科単科病院の多くは病院独自でクロザピン治療を実施することが難しく、これを補完するものとして、精神科・身体科の両診療部門を持つ総合病院精神科の存在に目を向け、地域医療連携ネットワークにおける総合病院精神科の可能性と役割を改めて再評価する必要がある。

千葉県では、精神科単科病院が不安なくクロザピンを処方できるように、連携する総合病院は無顆粒球症患者を必ず受け入れる医療体制を整備し、重篤な副作用が発症する前から情報共有・相談を行うなどして、難治性精神疾患地域連携体制を構築している。

大阪府では、大阪精神医療センターが、血液内科および精神科を有する国立病院機構大阪医療センターの協力を得て２０１１年４月からクロザピン治療を開始したが、緊急時の患者搬送措置に関して、必要性に応じて精神医療センターの担当医師または看護師を国立病院機構大阪医療センターに派遣するという覚え書きが交わされている。

このように、地域の基幹総合病院が中心となって近隣の精神科単科病院と積極的に連携をとり、重篤な副作用に対するバックアップ体制を整備することがクロザピン処方の推進には重要な要素となる。総合病院精神科がクロザピン治療の副作用対応における医療連携ネットワークの中心的位置を担えば、精神科単科病院でも安心してクロザピンを処方することができるようになり、ＣＰＭＳ登録医療機関も増加して、クロザピン治療は大きく推進すると予測される。

クロザピンの導入時の取り決めについても再考の余地がある。現在、クロザピンの導入は原則入院が必要で、それまで内服していた抗精神病薬の減薬、それによって出現する精神症状の変化への対応、クロザピン治療開始後のモニタリング検査、モニタリングしながらのクロザピンの増減薬、副作用出現時の対応などのために、原則18週間程度の入院期間が求められている。

今日、精神科病院での平均在院日数短縮と病床稼働率向上が叫ばれているが、このクロザピン導入期間の設定においては既存の取り決めが継続されたままになっている。そのためにクロザピン処方医療機関の病床回転率は一定の影響を受け、経営にも影響が及ぶ可能性がある。これを解決するためには、クロザピン治療に係る診療報酬上のしかるべき対応が必要であろう。

令和元年（２０１９）の中央社会保険医療協議会総会では、クロザピン導入時の原則18週間入院という取り決め自体が、急性期医師配置加算の要件である3か月以内の在宅移行率達成のマイナス要因となっている可能性があると指摘された。こうした流れを受けて、令和2年（２０２０）度の診療報酬改定で、クロザピンの新規導入患者については、当該保険医療機関の他の病棟から転棟する場合であっても、精神科救急入院料、精神科急性期治療病棟入院料および精神科救急・合併症入院料が算定できるようになった。また、クロザピンの新規導入を目的とした入院患者については、精神科救急入院料、精神科急性期治療病棟入院料、精神科急性期医師配置加算および精神科救急・合併症入院料の自宅などへの移行率の対象から除外されることになった。

患者の安全確保や医療上の負担（医療費、入院期間の長期化など）、医療機関の経営上の問題を克服するためにも、重篤な副作用出現時の医療連携体制の強化と、クロザピン導入時の診療報酬や入院期間の短縮など、積極的にクロザピン導入が行える医療環境の改善が望まれる。オーストラリアやニュージーランドでは、1999年から外来でクロザピン治療が受けられるようになり、クロザピン治療を受ける患者数が増加しているという実例がある。

修正型電気けいれん療法の現状

電気けいれん療法（ECT）は、経皮的に頭部への通電を行い、脳に人工的なけいれんを誘発させることで治療効果を得る治療法である。1980年代に静脈麻酔薬と筋弛緩薬を使いながら施行する修正型電気けいれん療法（mECT）が開発され、安全性は格段に向上した。現在ではクロザピン治療と並んで難治性精神疾患の重要な治療法としてmECTが再評価されるようになっている。しかし、mECTを安全に行うには、熟練した精神科医と、連携して施術する麻酔科医、麻酔器を有した手術室などの設備などが求められるため、これら医療資源の不足のためにmECTが行えない医療機関は多い。実際、わが国の精神科単科病院の大半は麻酔科医が常置されておらず、mECTの全国的な展開が阻まれている。日本総合病院精神医学会の調査でも、mECTを実施している精神科単科病院の中で麻酔担当医を常置している精神科単科病院は70％にとどまっており、麻酔科医確保の難しさが窺われる。この点でも、麻酔科や内科など各診療科目を備えた総合病院における精神科の優位性は高い。総合病院精神科では麻酔科との連携は容易であり、術中の全身管理や術後合併症への対応のみならず、重篤な身体合併症例に対するmECTでは内科との綿密な連携が可能である。

自験例を振り返ってみても、長期にわたるうつ症状のために食事摂取量が低下し、体重減少・低栄養が著明で、きわめて危機的状況にあった症例にｍＥＣＴを行った事例では、ｍＥＣＴによりうつ症状の著明な改善が見られ、それに伴って、急激に食事摂取量が増加したことによって引き起こされるリフィーディング症候群[3]に注意する必要があったため、腎臓内科などの身体科と連携した栄養管理が必要であった。精神症状による活動性低下や長期臥床のために下肢深部静脈血栓症を合併している症例では、抗凝固療法を行い、血栓がなくなるのを確認してからｍＥＣＴを行う必要があった。抑うつ症状のためにがん治療が開始できなかった早期がん患者では、優先的にｍＥＣＴを行ったために、うつ症状が改善し、患者本人ががん治療を希望したことによって治療に結び付いたという、良好な結果を得た事例があった。その他、自己免疫性脳炎、パーキンソン病、レビー小体型認知症、繊維筋痛症、stiff–person 症候群の亜型である progressive encephalomyelitis with rigidity and myoclonus など、さまざまな精神科身体合併症例でｍＥＣＴが行われている。これら身体疾患合併症患者では、それぞれの身体科と連携しながらｍＥＣＴを実施できる総合病院のメリットは大きい。クロザピン治療と同様に、総合病院精神科が中心となって、麻酔科や身体科との連携下に安全なｍＥＣＴを提供すれば、ｍＥＣＴ実施例は大きく拡大する可能性がある。

第八章

増加する精神科身体合併症

精神疾患患者が身体疾患を合併した状態を「精神科身体合併症」と呼ぶが、それは精神疾患特有の症状や行動、薬剤の副作用などを考慮しながら身体疾患の治療を進めることが求められるためである。わが国では、高齢化の進展や疾病構造の変化によって精神疾患患者数は増加の一途を辿っているが、それに伴い精神科身体合併症例も増加傾向にあり、各種疫学調査でもその傾向は明らかである。「精神医療の質的実態把握と最適化に関する総合研究」（厚生労働省こころの健康科学事業平成19年度）によると、精神病床に入院している患者の身体合併症の有無についての調査結果では、入院相当の特別な管理が必要な身体合併症を有す入院患者は14%、日常的な管理が必要な身体合併症を有す入院患者は33%で、精神病床に入院している患者の47%が何らかの身体合併症を有していることがわかった。

東京都の有床総合病院精神科を対象とした「身体合併症に関する全数調査」（２００７）によれば、身体疾患・精神疾患ともに入院水準にある患者の年間発生頻度は、人口10万対25と推計された。精神病床に入院している患者の身体合併症治療とその管理の重要性はますます増大している。

一方、東京都内および近郊の救命救急センター8か所で実施された調査によると、救命救急センターに入院している患者の12・3%に精神科治療の必要性があり、そのうちの18・5%（全体の２・２%）は、身体面、精神面ともに入院治療が必要であった。救命救急の場において精神科身体合併症例にいかに対応すべきかは重要な課題で、精神科アウトリーチにおいても、増加する精神科身体合併症例への対応はますます重要性が増していくと思われる。

精神科身体合併症対応が求められる医療機関

ここで、精神科身体合併症への緊急対応が求められる医療現場の現状を紹介したい。

(1) 救命救急センター

救命救急センターではしばしば精神科による治療的介入の必要な患者が搬送されてくる。大量服薬や墜落外傷などの自殺企図患者をはじめ、精神症状を伴う身体疾患患者もしくは身体疾患を伴う精神疾患患者などがそうである。

自殺企図患者の多くは精神疾患に罹患しており、搬送後の治療で身体疾患が改善してからも、希死念慮や抑うつ症状などに対する精神科治療を必要とする。また、大量服薬による自殺企図で搬送されてきた患者が搬送後に意識を回復し、全身状態が改善した後に同医療機関内で再度自殺企図に及ぼうとした自験例もある。

精神科による治療的介入の必要な精神疾患患者や、身体疾患に伴って精神症状を呈した患者に対しては、搬送後の身体治療だけでなく、身体症状が改善してからの精神的ケアや精神科との連携体制の整備も救急医療における重要な業務である。救命救急センターに精神科医が駐在する場合には速やかに相談を行い、不在の場合には近隣の精神科医療機関と連携するなどして、精神科医療にバトンをつなぐという意識を持つことが求められる。

幻覚・妄想状態を呈する脳炎患者や、精神運動興奮や社会的行動障害[1]といった精神症状を伴う頭部外傷患者のように、精神症状を合併する身体疾患症例では、それぞれの身体疾患の治療に加えて精神科による治療的介入が必要となることが少なくない。また、もともと統合失調症や気分障害に罹患している患者が、さまざまな急性期治療を要す身体疾患を発症したために救急搬送されることもある。このような場合には、身体疾患への治療に加えて精神疾患や精神症状への対応も必要となるために、救急搬送先の振り分けにしばしば迷うことになる。救急搬送先の医療機関に精神科医が不在であるために搬送が断られるといった事例も残念ながら多い。こうした問題点を解決するために、各自治体では、一般救急搬送システムに加えて精神科身体合併症対応システムを構築しようとするさまざまな取り組みが試みられている。

重篤な精神症状が存在してその治療が必要であるのに、これまで精神科治療につながらなかった患者（未治療あるいは治療中断患者）が、身体疾患への急性期治療を行うために救急搬送されてくることは珍しくない。そのような患者にとっては、たとえ救急医療が身体治療のみを行う場合であっても、医療というものに触れることで精神科医療につながる可能性を持つ、という意味で貴重な機会と捉えることもできる。そのために、身体疾患への救急業務をこなしながら精神疾患患者を抽出し、いかにして精神科医療に結びつけるかという視点を持つことが救急医療勤務のスタッフに求められる。

(2) 周産期母子医療センター

近年わが国では、女性の社会進出に伴って、核家族化、晩婚化や晩産化、共働き家庭の増加、進行する少子化など、急速な社会構造の変化が起きている。そのために、子育て世代を抱える職場の受け入れ態勢の不備、育児支援環境の未整備、生殖補助医療利用者増加への対策不足といった課題が山積し、育児世代が仕事と育児を両立する際の心身の負担は大きい[2]。そうした中でメンタルヘルスの不調をきたす妊産婦が増加して、妊産婦メンタルヘルスに関する現状と課題が少しずつ明らかになってきている。

周産期に関連する精神疾患としては、従来からうつ病や双極性障害などが知られている。特に周産期うつ病[3]は発症率が10～15％と通常のうつ病発症率よりも高く、産科領域では注意の必要な疾患として認識されている。周産期うつ病は未治療のまま放置しておくと重症化のリスクもあり、生まれてきた子どもに悪影響を及ぼすことも知られている。

周産期メンタルヘルスに関する精神医学研究は、1980年代頃より英国での産後うつ病に関する研究から始まった。わが国でも平成22年（2010）に周産期医療対策整備指針が掲げられ、母子を対象としたこころのケアが近年ますます重要視されるようになってきている。

平成29年（2017）に報告された「わが国の妊産婦の自死に関する研究」によると、対象となった東京23区内では、平成17年（2005）からの10年間に計63人の妊産婦の自死が確認され（10万人あたり8・5人）、周産期死因の約7割を占めており、諸外国と比べて非常に高値であることが明らかになった。この調査結果を踏まえて、わが国でも妊産婦におけるメンタルヘルスケア対策が重要課題と捉えられるようになり、周産期医療を取り巻く医療施策の整備が進められることになった。

平成29年（2017）の「自殺総合対策大綱」に妊産婦への支援の重要性が明記され、産後うつ病健診事業が始まった。平成30年（2018）には診療報酬が改定され、産婦人科診療ガイドラインについての見直しが行われて、妊産婦メンタルヘルスケアの重要性が改めて示された。しかし、妊産婦メンタルヘルスを取り巻く医療環境は未だに十分に整備されているとは言えない。

産婦人科診療ガイドラインには、①初診時に精神疾患の既往の有無について情報収集をすること、②妊娠中のうつ病と不安障害の発症リスクを判断すること、③精神疾患の既往があるか、あるいは②でリスクが見込まれ、かつ、家事その他の生活機能が著しく損なわれている状況にある、もしくは育児困難の状況にあると考えられる場合は、精神科医への紹介や地域の保健師などへの連絡を考慮することが明記されている。

特筆すべきは、妊娠高血圧症候群重症患者、妊娠30週未満の切迫早産患者、心疾患や糖尿病の治療中患者に加えて、治療中の精神疾患を有する患者もハイリスク妊娠として考慮されるようになったことである（2018年度診療報酬改訂）。

各症例の患者背景や重症度によっても異なるが、中等度以上の精神症状を有する患者に対しては、妊娠期から出産後しばらくまでの間、精神科と産婦人科を有する総合病院で両診療科による経過フォローアップを行うことがある。比較的精神症状が軽症の場合にはかかりつけの産科および精神科医療機関の通院加療を継続し、妊娠経過中に精神症状の増悪を認める場合にはかかりつけ医から総合病院に転院するケースもある。出産のために産婦人科病棟に入院中の場合は、精神科医が病室に出向いて診察を行うこと（入院中共観）もある。

妊娠中の精神科治療では、産婦人科との連携のもとに精神症状に合わせて向精神薬の調整を行う。患者の中には、妊娠中は可能な限りの減薬を希望する者も多く、妊娠週数によっても異なるが、減薬による利益・不利益などを十分に本人や家族に説明し、産婦人科医と相談しながら薬剤調整を行っていく。妊娠経過が順調であっても、切迫した希死念慮を認めるなど精神科による治療的介入が必要な際には、精神科入院治療を優先して行うケースもある。精神科と産科がフォローアップを行っている医療機関でも、精神科病床がない場合は精神科病床を有する医療機関への転院を行うことがある。向精神薬による薬剤調整によって妊婦自身を保護（自死を防ぐ）し、精神症状を改善するといった利益が、内服による不利益（催奇形性リスクなど）を上回ると判断された場合には、精神薬の増量や入院加療を行う。薬剤調整の際、双極性障害で主に用いられる炭酸リチウムや、興奮が強いときに鎮静を図るために用いられるハロペリドールなどは、原則妊娠中は使用禁忌となっており、薬剤調整には注意が必要である。その他の薬剤でも、米国食品医薬品局[4]の胎児危険度分類基準の中で比較的高リスクと考えられている薬剤は使用が制限される。そのため、妊娠中に薬剤調整が難しいケースでは修正型電気けいれん療法を検討する場合がある。

精神症状が重篤な症例では、妊娠中から出産までを精神科病棟で過ごして、精神科病棟から産科病棟の分娩室に出向いて出産し、その後に精神科病棟に戻って入院治療を継続するといった症例も経験がある。

一方、重症な精神症状（入院加療を必要とする）を持つ妊婦の中には対応がきわめて困難となるケースがある。普段から自傷行為を繰り返している精神疾患患者が夜間に自傷行為や粗暴行為に及び、家族が一般救急ルートあるいは精神科救急ルートに入院要請を行ったものの受け入れ可能な救急指定病院や精神科単科病院が見つからず、搬送困難に陥るといった事例である。このような事態に至る要因の一つは、精神科救急と産科対応が可能な医療設備・スタッフを共に備えた医療機関が少ないというハード面の問題にある。また、一般救急システムと精神科救急システムの連携が不十分で、精神疾患を合併した妊産婦対応がスムーズにできないといった事例も少なくない。

（3）総合病院精神科

筆者がかつて在籍した総合病院（有床）における精神科身体合併症例の対応の実際について紹介する。

同院内に設置された救命救急センターや各診療科に搬送・入院された患者に精神疾患の合併があって精神科管理が必要と判断された症例や、搬送・入院後に精神症状が出現して精神科管理が必要と判断された症例（搬送前に相談を受けるケースもある）に対しては、同院精神科の立場から治療的介入を行った。近隣の精神科単科病院や精神科診療所から身体合併症患者への対応を依頼されるケースでは、精神科医と精神科所属の精神保健福祉士が直接依頼先の医療機関から患者の情報を収集し、患者の受け入れ準備を行った。たとえば、消化器疾患であれば消化器内科医などと患者の状態について相談し、緊急性や治療の見立てを行い、搬送の可否、搬送後の治療の流れ、家族の意向など、確認が必要な事項について話し合った。救急医が相手なら救急病棟で、消化器内科医なら内視鏡室などに精神科医が出向いて相談をした。そして、病棟の確保や病棟スタッフへの連絡・準備などの受け入れ態勢が整いしだい、速やかに依頼先の医療機関と患者およびその家族に連絡を行って患者受け入れを進めた。こうした一連の作業は通常の医療業務（入院患者対応や外来業務など）を行いながら当たるために、業務は多忙を極めた。多くの総合病院精神科では、通常の外来・入院診療に加えて、精神科リエゾン診療、緩和ケア、認知症ケアなどの業務に携わっているのが普通である。一般救急では、こうした作業の効率化を図るために、人工知能技術（ＡＩ）とビッグデータ解析を用いた救急搬送・医療連携システムの運用などが試験的に開始されつつある。今後も、スタッフの負担増大が通常業務に影響を及ぼさないような業務体制の仕組み作り、スタッフの増員、円滑な医療連携体制の構築などの取り組みが求められる。

（4）精神科単科病院

精神科単科病院の多くは身体科医師の配置が少ないのが現状である。常勤・非常勤の内科医が駐在している医療機関でも、身体疾患への対応は精神科単科病院の医療資源で対応可能な疾患に限られる。たとえば、比較的軽症の誤嚥性肺炎や尿路感染症などは医療機関内で治療されるが、重症の身体疾患が生じた場合には近隣の総合病院に依頼して治療が行われる。向精神薬による治療中に生じることのある悪性症候群[5]や、横紋筋融解症[6]、ＱＴ延長症候群[7]、汎血球減少[8]などがそうである。これら疾患はきわめて重篤な状態に陥る可能性があり、早期発見、早期治療開始が鍵となる。

悪性症候群、横紋筋融解症では血清クレアチニンキナーゼ値が上昇するために、輸液管理などを適切に行わないと急性腎不全をきたし、人工透析の導入が必要となる場合もある。ＱＴ延長症候群も突然死を引き起こす危険性があり、循環器内科によるモニタリングや治療が必要となる。汎血球減少では血球減少によって免疫機能が低下してさまざまな感染症が引き起こされるため、血液内科や感染症内科との連携が必要となることがある。

統合失調症や認知症患者などに時々みられる現象として、精神症状のために自覚症状や他覚症状が通常の患者と異なり、重篤な身体疾患の発見が遅れるケースがある。たとえば、敗血症によるプレショック状態であるにも関わらずいつもと変わらず食事をしたりテレビを見て過ごしている、腸管破裂を来して通常であれば腹部に激痛を訴えるような状態にもかかわらずいつも通り病棟内を散歩している、といったようなこともごく稀にみられる。精神面に加えて、身体面についても注意深く観察を行い、自覚症状や他覚症状にとらわれず、身体疾患の可能性についても常に留意しておくことが必要である。

（5）その他の医療機関

高年齢が誘発因子にもなるせん妄[9]は、高齢患者を扱う診療科では比較的身近な精神疾患である。特に整形外科や消化器外科などは高齢患者も多く、手術の侵襲度が高い症例や痛みを伴う症例では手術後にせん妄（術後せん妄）を来す患者が数多くみられる。入院中にせん妄を続発することで、入院期間が延長する、新たな身体合併症が生じる、死亡率が上昇するといった報告もあり、入院治療中のせん妄対策は各診療科において最重要課題の一つになっている。

人工透析を行う腎臓内科では、透析導入中の患者における抑うつ症状に遭遇することがしばしばある。透析患者は、食事制限や時間的拘束といった日常生活の制限やさまざまな身体合併症の苦痛から抑うつ状態の有病率が高いことが知られており、近年、透析患者におけるうつ病予防や治療における心理社会的介入が注目されるようになってきている。精神科身体合併症医療を行っている医療機関では、精神疾患患者に対して血液透析の導入を行う際、たとえば認知症に罹患した透析患者が易怒性などのBPSD（行動・心理症状）のために暴れて安全に透析が行えないといった場合は、精神科医と腎臓内科医が連携して鎮静下に透析を行うこともある。しかし現状では、精神科医、腎臓内科医が常駐して重い精神症状に対応できる（精神科病床を備えている）医療機関は限られており、地域によっては一部の医療機関にその対応が集中するという現象がみられる。

アルコール依存症患者が、アルコール性肝炎や食道静脈瘤破裂などで消化器内科病棟に緊急入院となり、入院後に離脱症状を起こして精神科医に往診要請がくるといった症例も珍しくない。激しい精神運動興奮状態を伴う離脱症状を呈している際には、一時的に精神科病床へ転床するケースもある。精神科病床のない医療機関であれば鎮静薬や向精神薬を用いて、鎮静下に身体疾患への治療を継続する。個人差はあるものの、アルコール離脱せん妄の多くは数日以内で症状が治まって意識は清明となり、意識回復後に疎通性が改善すれば患者とのコミュニケーションが取れるようになる。その際の医療スタッフとのやりとりが患者にとって大切な機会となることもある。医療スタッフとの関わりがアルコール依存症患者にとって治療への動機付けに結びつく可能性を秘めているからである。依存症治療においては治療導入の動機付けという作業が重要であるが、それまで依存症治療を受けたことのないアルコール依存症患者にとっては、たとえ身体疾患で入院した医療機関であっても、医療スタッフと接する機会が依存症治療につながる入口になる可能性もある。

精神科身体合併症対応の展望

平成26年度（２０１４）の診療報酬改定で、「精神科急性期医師配置加算」の項目が新設された。これは、一般救急医療と精神救急医療の連携を図ることを主な目的としている。たとえば、自殺企図患者など精神科対応が必要である患者が夜間帯に救命救急センターへ搬送された際に、同センターで12時間以内に精神科医が診察を行った場合は診療報酬加算が取れるといったものである。この診療報酬項目の新設以降、同加算が取れるような診療体制を整備する医療機関が少しずつ増えてきている。

救命救急センターに精神科スタッフが配属される事例も出始めており、専属の精神科医と精神保健福祉士が常駐して精神疾患合併症例の対応がスムーズに行えるような体制が整備されつつある。

産婦人科領域では、平成29年（２０１７）の「自殺総合対策大綱」で妊産婦支援の重要性が明記された。産後うつ病健診事業が改正されて、従来の産後1か月健診事業に加えて産後2週間健診が加わり、産後早期の精神状態をいち早く把握するために精神医療機関との連携が盛り込まれた。平成30年（２０１８）の「成育基本法」では「妊産婦のメンタルヘルス」が取り上げられ、同年の診療報酬改定で精神疾患を有する妊産婦に関わる連携指導料や妊娠・分娩管理加算が新設されることになった。「産婦人科診療ガイドライン－産科編２０２０」でも妊産婦メンタルヘルスケアの重要性が示されるなど、妊産婦のメンタルヘルスに対する意識が変わりつつある。

精神科身体合併症への対応を円滑にするために、総合病院では精神科リエゾンチームや認知症ケアチームなどが次々と新設されるようになり、それに伴って診療報酬の改定も整備されつつある。たとえば、国立がん研究センター先端医療開発センター（千葉県）では、せん妄予防やせん妄発生時の対応策についての教育プログラム・運用プログラムが作成され、そのプログラムに沿ってせん妄専門チームが内科・外科などの病棟に出向いて、病院全体でせん妄を続発する患者の減少とせん妄への早期対応が可能な医療体制の構築を開発している。

第九章

諸外国の精神保健医療事情

厚生労働省は毎年わが国の精神保健医療状況を調査して、それらを「医療施設調査」、「病院報告」、「患者報告」などの統計資料として公表している。ここでは、これら調査結果から、わが国の精神障害者地域移行の動向を辿り、ＯＥＣＤの報告書"Making Mental Health Count"(1)と、ＷＨＯ（世界保健機関）のMental Health Atlas(2)を参照しながら、主要先進諸国と比較検討してみる。

また、厚生労働省の「諸外国における地域移行をめぐる動向」では、精神病床の削減率を指標に、世界各国の精神障害者の地域移行状況を大きく2つのグループに分類している。それによると、病床削減率が高い国（概ね65％以上）を1グループ、病床削減率の低い国（概ね40％以下）を2グループに大別し、さらに1グループは、1Ａ（1960年～1970年に病床数が大きく減少した国）と、1Ｂ（1980年代に病床が減少した国）に2分されている。各グループに属している主な国々は以下の通りである。

1Ａグループ　（オーストラリア、イタリア、米国、ノルウェー）

1Ｂグループ　（フィンランド、英国、スウェーデン、ルクセンブルグ）

2　グループ　（ドイツ、カナダ、チェコ、オランダ）

ここでは、1Ａグループの米国、1Ｂグループの英国、2グループのドイツの3か国を取り上げ、厚生労働省に紹介されたこれらの国々の精神保健医療事情をもとに、それぞれの地域移行動向について触れてみる。

わが国の地域移行動向

1．精神科病院数（表1）

わが国の精神科病院数は、平成11年（１９９９）の１０６０施設から令和２年（２０２０）の１０５９施設まで、この21年間ほとんど変わらずに推移しており、10万人あたりの精神科病院数も０・８施設のままである。イタリアでは、１９７８年のバザリア法[3]によって精神科病院の新設と既存の精神科病院への新規入院が禁止され、現在では国内の精神科病院が廃絶されているように、精神科病院の縮小傾向が続くＯＥＣＤ加盟主要諸国との対比が明確である。

2．精神病床数（表1、図7、図8）

わが国の令和2年（２０２０）の精神病床数は32・４万床で、これは全病床数

表１　わが国の精神保健医療状況

	1999	2002	2005	2008	2011	2014	2017	2020
精神科病院数	1,060	1,069	1,073	1,079	1,076	1,067	1,059	1,059
精神科病院数／10万人	0.8	0.8	0.8	0.8	0.8	0.8	0.8	0.8
精神病床数	358,449	355,966	354,296	349,321	344,047	338,174	331,700	324,481
精神病床数／10万人	282.9	279.3	277.3	273.6	269.2	266.1	261.8	257.2
精神病床平均在院日数	390.1	363.7	327.2	312.9	298.1	281.2	267.7	277.0
精神病床利用率（%）	93.2	93.1	91.7	90.0	89.1	87.3	86.1	84.8
精神科を標榜する診療所数	3,682	4,352	5,144	5,629	5,739	6,481	6,864	7,223

厚生労働省「医療施設調査・病院報告の概況」より

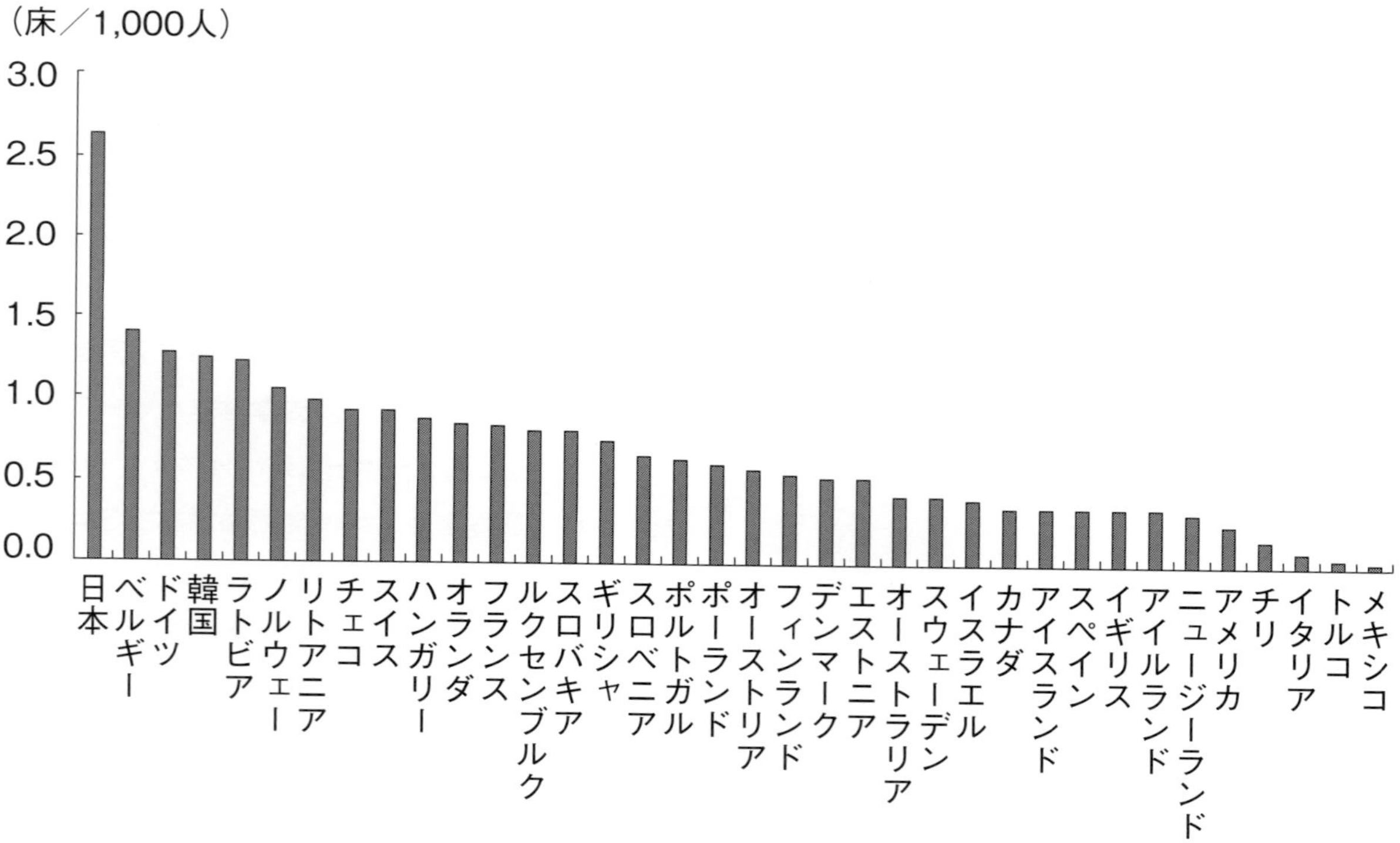

図7　人口 1,000 人当たり精神病床数（OECD Health Statistics 2020 より）

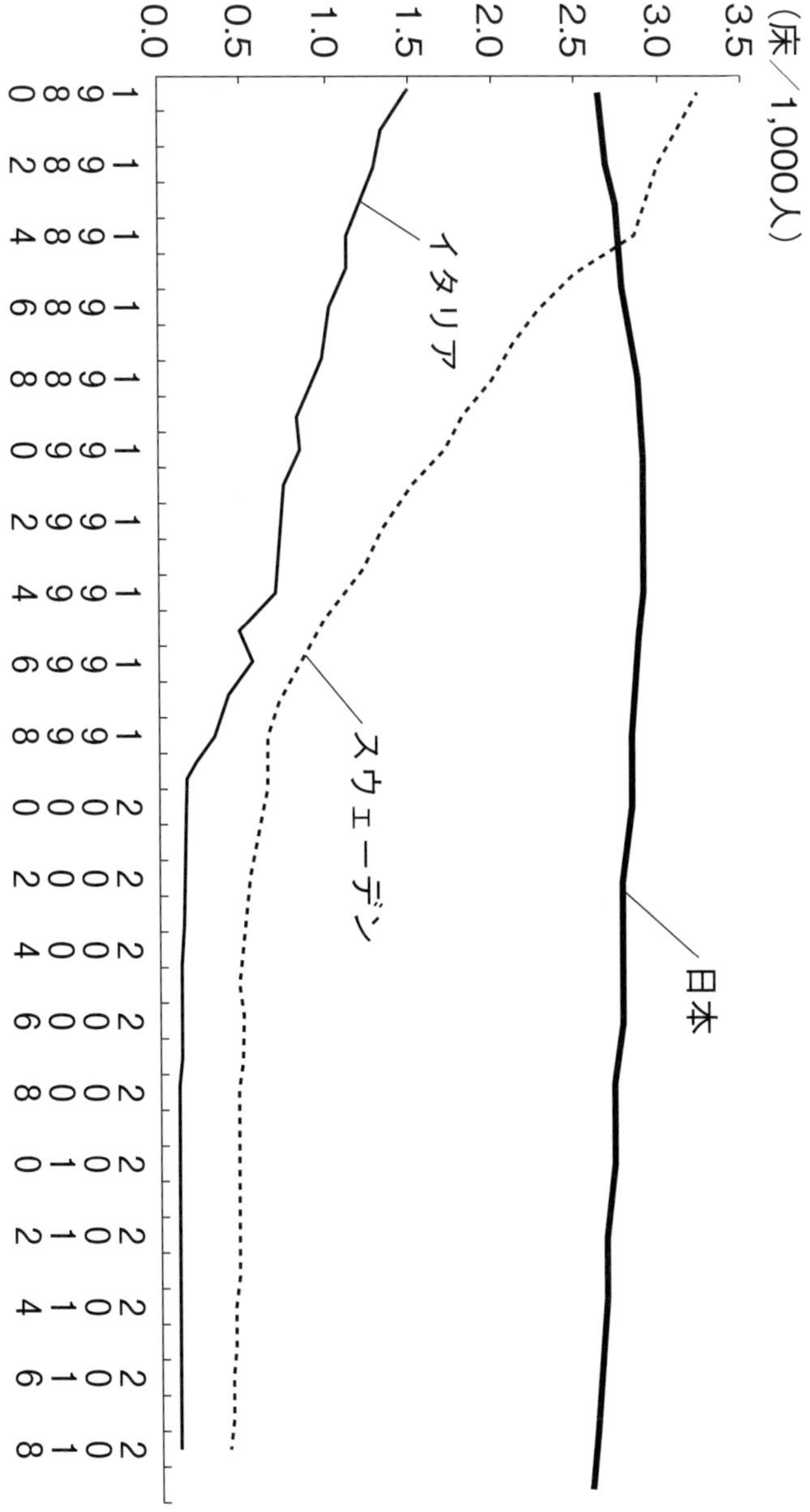

図8　人口1,000人当たり精神病床数の推移（日医総研リサーチエッセイ No.102 より）

（159・6万床）の20・3％にあたる。1999年から2020年までの推移をみると、この21年間に、35・8万床（1999）から32・4万床（2020）へと3・4万床減少している。これを人口10万人あたりの精神病床数でみると、282・9床（1999）から257・2床（2020）と、25・7床減少したことになる。しかし、精神病床の削減傾向は緩やかで、OECD加盟国平均の68床（2018）と比べてみると、現在もなお群を抜いて世界で最も高値である。ただ、日本では精神病床の相当部分が介護ケアの病床に充てられており、他のOECD諸国ではそれら病床は精神病床に含まれず、「長期入院病床」に区分されていることに留意する必要がある。

3．精神病床平均在院日数（表1）

わが国の精神病床平均在院日数は、390・1日（1999）から277・0日（2020）と、この21年間で113・1日短縮された。しかし、OECD Health Data 2015によれば、2014年の主要国平均在院日数は、ベルギー10・1日、フランス5・8日、ドイツ24・2日、イタリア13・9日、韓国124・9日、スイス29・4日、英国42・3日で、わが国の精神病床在院日数277・0日が突出していることがわかる。

4．精神病床における入院患者の在院期間別人数（表2、表5）

精神病床における入院患者の在院期間別人数をみると、わが国の入院1年未満患者数は、平成15年（2003）の9万9800人（30・3％）から平成31年（2019）の10万6118人（39・0％）

表２　精神病床における入院患者の在院期間別人数（単位：人）

	１年未満	１年以上５年未満	５年以上	総数
2003	99,800（30.3%）	91,789（27.9%）	137,507（41.8%）	329,096
2005	102,262（31.5%）	89,804（30.5%）	132,269（40.8%）	324,335
2007	101,742（32.1%）	88,822（28.0%）	125,545（39.7%）	316,109
2009	103,396（33.3%）	88,765（28.6%）	118,577（38.2%）	310,738
2011	104,581（34.4%）	87,976（28.9%）	111,837（35.4%）	304,394
2013	105,555（35.5%）	86,442（29.0%）	105,439（35.4%）	297,436
2015	104,084（36.5%）	83,156（29.2%）	97,566（34.2%）	284,806
2017	109,181（38.5%）	80,524（28.3%）	93,948（33.1%）	283,653
2019	106,118（39.0%）	81,207（29.8%）	84,764（31.2%）	272,089

厚生労働省「精神保健福祉資料（630調査）」より

へと増加し、５年以上の長期入院患者数は、２００３年の13万７５０７人（41・８%）から２０１９年の８万４７６４人（31・２%）と減少している。しかし、Mental Health Atlas 2020（ＷＨＯ）によれば、わが国の入院１年未満患者割合は欧米に比してきわめて低く（日本39%、英国68%、ベルギー97・７%、カナダ91・７%）、反対に入院５年以上の長期入院患者割合（日本31・２%、英国７・８%、ベルギー０%、カナダ１・１%）が突出して高い。

表３　精神病床における入院患者の推移（疾病別内訳）

	1996	1999	2002	2005	2008	2011	2014
入院患者数	32.7	32.9	32.1	32.4	30.7	29.3	28.9
認知症（血管性など）	2.4	3.0	3.3	3.4	2.9	2.6	2.0
認知症（アルツハイマー病）	0.4	0.7	1.1	1.9	2.3	2.8	3.3
統合失調症	21.5	21.2	20.1	19.7	18.5	17.2	16.4

厚生労働省「患者調査」より　（単位：万人）

精神病床における平均在院日数長期化の要因は、日本医師会保健委員会（２０１６）の分析のように、「精神症状は小康が保たれているものの介護状態になっている症例が多く、本来は介護サービスでの処遇が適切であるにもかかわらず、精神疾患を有していることを理由に一般的な介護サービス提供施設側から敬遠・拒絶され、やむを得ず精神科病院での入院継続を余儀なくされている」ことが大きい。高齢化の進展とともに認知症の発症はさらに増加すると考えられ、すでに精神状態は後退して、今では介護状態となったまま長期在院に至っている高齢精神障害患者の対応は喫緊の課題である。

５．精神病床における入院患者の疾病別内訳（表３）

わが国の精神病床における入院患者の疾病別内訳を、認知症（血管性およびアルツハイマー病を含む）と、統合失調症（統合失調症型障害および妄想性障害を含む）に焦点を当てて、その推移をみた。

これまでわが国の精神科病院入院患者の多数を占めてい

た統合失調症は、平成8年（1996）の21・5万人（65・4％）から、平成26年（2014）16・4万人（56・7％）へと減少している一方、血管性およびアルツハイマー病を合わせた認知症は、1996年の2・8万人（8・6％）から、2014年の5・3万人（18・3％）へと著増していることがわかる。[4] 精神科病院入院中の認知症患者の中には認知機能低下やADL低下の進行によって、日常生活を送る上で多くの介護を必要とする者も多く、今後さらに増加が予測される認知症患者に対する精神科病院の対応が問われている。

6．精神科診療所数（表1）

精神科を標榜する診療所数は、3682施設（1999）から7223施設（2020）へと、この21年間に倍増している。昭和59年（1984）の精神科診療所数はわずか1425施設であったので、この36年間でおよそ5倍に増加したことになる。ちなみに、令和2年（2020）の耳鼻咽喉科診療所は5783施設なので、現在では耳鼻咽喉科診療所の1・2倍余りの精神科診療所が全国に存在していることになる。

精神科診療所急増の背景には、精神障害への理解が進んで精神科受診の敷居が低くなったことや、精神病床削減施策の浸透などさまざまな要因が考えられるが、これからもさらにこの増加傾向が続くものと予測される。身近な存在となった精神科診療所が今後どのような形で精神科アウトリーチと関わっていくのか、地域医療連携ネットワークにおける精神科診療の役割が問われることになる。

表４　精神科病院における医療関係従事者数　（単位：人）

	1999	2002	2005	2008	2011	2014	2017	2020
医師（常勤）	5,517	5,736	5,939	6,151	6,337	6,501	6,652	7,020
医師（非常勤）	1,875	2,224	2,203	2,425	2,495	2,472	2,434	2,888
看護師	36,244	38,252	42,265	46,625	50,211	53,096	55,670	57,975
准看護師	39,622	39,131	37,090	35,943	33,129	29,820	26,035	22,221
看護業務補助者	24,901	26,194	28,336	29,259	30,661	29,691	25,758	22,160
作業療法士	1,898	2,771	3,519	4,678	5,708	6,372	6,775	6,958
精神保健福祉士	962	2,260	3,912	4,879	5,593	6,350	6,892	6,626

７．精神保健医療従事者（表４、表５）

わが国の精神保健医療従事者数（２０２０）は、１９９９年に比べて、常勤医師数は27・２％増加、看護師数は60・０％増加し、作業療法士数は３・67倍に、精神保健福祉士数は６・89倍に増加している。人口10万あたりの精神科医数は他国と比べて大きく変わらない。人口10万人あたりの精神保健医療従事者の合計数は、日本１１９・１人、米国２７１・３人、英国２０１・１人、ドイツ２２３・８人と、わが国はかなり少ないことがわかる。わが国では、精神障害者の社会復帰に関わる職種として、平成９年（１９９７）に精神保健福祉士が国家資格化され、心理職においても平成30年（２０１８）に心理職初の国家資格である公認心理師が誕生したので、今後は精神保健医療従事者数も増加していくものと推測される。

表５　諸外国の精神保健医療状況

	日　本	オーストラリア	米　国	英　国	ベルギー	フランス	ドイツ	カナダ
入院期間１年未満患者数割合	39.0%	NA	NA	68.0%	97.7%	NA	NA	91.7%
入院期間５年以上患者数割合	31.2%	NA	NA	7.8%	0%	NA	NA	1.1%
精神科医数／10万人	12.55	13.37	10.54	13.76	20.06	23.63	14.22	14.39
看護師数／10万人	NA	87.92	4.28	55.62	125.69	90.27	1.2	70.28
臨床心理士数／10万人	27.81	104.4	29.86	19.77	10.46	11.72	55.08	50.24
ソーシャワーカー数／10万人	71.56	NA	60.34	4.75	17.43	10.76	67.05	144.1
精神保健医療従事者合計数／10万人	111.9	205.7	271.3	201.1	173.7	141.7	223.8	283.1

Mental Health Atlas 2020 より（米国・ベルギーは 2017）（注）NA：None or not reported

英国の精神保健医療事情

英国の精神障害者施策の歴史は古く、１８４５年に「精神障害者法」（The Lunatics Act 1845）が制定されて、精神障害者の隔離と保護を目的としたアサイラム（asylum）とよばれる大規模保護・収容型施設が盛んに郊外に作られることになった。

その後、１９３０年に制定された「精神治療法」（The Mental Treatment Act 1930）では、外来での精神科治療やデイ・センターの整備が推奨されるなど、後の精神科アウトリーチの萌芽とも見られる動きはあったものの、実際には１９７０年代に至るまでの長い間、アサイラムが英国の精神医療の中心であった。

英国の精神医療保健福祉史における大きな変革となったのは、第二次世界大戦後の１９４６年に制定された「国民保健サービス法」(National Health Service Act) である。これに基づいて、現在の英国医療保障制度となっている国民医療サービス (National Health Service、以下ＮＨＳ) が創設された。

ＮＨＳとは、市民それぞれが自分のＮＨＳ登録番号を持ち、自らの居住地の一般総合医 (General Practitioner、以下ＧＰ) に登録して、ＧＰを通じてその管轄地域内の医療機関で総合医療および専門医療を受けるシステムである。ＮＨＳはほぼ税収入によって賄われ、すべての人のニーズを満たすこと、受診時の個人負担はないこと、支払い能力にかかわらず臨床ニーズによって医療は提供されること、という3原則に基づいて運営されている。

ＮＨＳが発足して間もない１９５０年代に、さまざまな向精神薬が開発されるようになり、ノーマライゼーション理念や人権意識の高まりもあって、１９５７年の「精神疾患に関する王立委員会報告」で、コミュニティ・ケア[5]が初めて公式文書に明記されることになった。さらに１９５９年の「精神保健法」(The Mental Health Act 1959) ではコミュニティ・ケアの推進が強調され、当時保健大臣であったパウエル (Powell E) が１９６２年に「病院計画」(A Hospital Plan for England and Wales) を策定し、１９７０年代半ばまでに精神科病床の半減が掲げられた。この頃からアサイラムの縮小が始まり、１９８６年には中央政府によるアサイラム閉鎖政策が進められて、１９９８年にアサイラムの閉鎖が完了した。この間、アサイラムの削減とともに、総合病院における精神科設置促進が同時に進められた。

１９８３年には精神保健法が改正（The Mental Health Act 1983）され、強制入院の手続きに関する規定に加えて、精神障害者の権利擁護の強化を目的とした地域精神保健チームの整備・普及、および退院後のアフターケアが各自治体に義務付けられ、精神科治療の場はこれまでのアサイラムから地域での精神医療に大きく転換されることになった。近年は、精神科専門治療が行われる主な場は、アサイラムから、総合病院精神科、デイホスピタル、(6)精神科クリニックに移っている。

その結果、英国の精神病床は、ピークであった１９５４年の15・4万床から、２０１６年には１・87万床まで削減された。しかし、病床削減のスピードが地域ケア資源開発のスピードを上回ったために、米国同様に路上生活者や犯罪が増加し、１９６０年から１９７０年代に米国で起きた回転ドア現象に遭遇するなど論議を呼ぶことになる。

現在のＮＨＳでは、精神科治療においてもＧＰが医療の入り口となり、ＧＰが専門医への紹介、外来治療などを行っている。

精神科専門治療の二次的ケアは精神科医が対応するものの、多くは在宅ケア・在宅治療が中心である。入院治療も、重篤な精神症状（自傷・他害の恐れがあるなど）や、身体合併症例、治療拒否が強く在宅医療の同意が得られないといった症例に限定されている。

このように、英国の精神医療は、１９８０年代から始まった大規模収容施設の削減とともに、外来やデイケア・センターなどの医療サービスを提供する地域サービスと、小規模な入院施設（自傷・他害など緊急性の高い症例などに使われる）による医療を中心に行われるようになった。わが国のように、精神科における長期的なケアを精神病床で行うのではなく、基本的には居住型ケア施設などで行っている。

精神科医療職の役割も明確となり、精神科医と精神科専門看護師による地域精神保健チームが主に医療サービスの提供を行い、生活支援などの福祉面へのサービスはソーシャルワーカーが中心となって行うことになった。

1990年に「国民保健サービスおよびコミュニティー・ケア法」(National Health Service and Community Care Act 1990) が制定されて、精神障害者が地域で自立した生活を送る上で必要なサービスを提供できるような体制整備が行われることになった。具体的には、ケア・プログラム・アプローチと呼ばれるシステムの導入である。これは、精神障害者に対して、関係する諸機関が協働して包括的かつ継続的な地域ケアを提供することを目的としたシステムである。

ケア・プログラム・アプローチの中で、ケア・コーディネーター（わが国のケアマネージャーがそれに相当する）と呼ばれる職種が、関係する諸機関の連携を円滑にする役目を担い、医療・福祉両側面でのサポートを行うことになった。ケア・コーディネーターになるのは、地域精神保健チームに所属している地域精神科専門看護師、作業療法士、ソーシャルワーカー、心理職などである。

1999年には、時のブレア (Blair KG) 政権によって、精神保健改革10ヵ年計画である「精神保健のためのナショナル・サービス・フレームワーク」(National Service Framework、以下NSF) が発表された。NSFは理念的な政策目標ではなく、国民に提供する医療の基準を示したもので、10年後の数値目標と、その実現のための戦略設計、必要な財源確保の計画を示したものである。その中で、がん、冠動脈疾患、高齢者医療などとともに精神保健が優先政策項目10分野の一つに取り上げられることになった。以下はＮＳＦに示された７つの全国基準である。

ＮＳＦにおける７つの全国基準

①精神的健康の増進
②プライマリー精神保健ケア
③サービスの利用
④専門家によるケア
⑤病院と危機対応住居
⑥家族への支援
⑦自殺予防

２０００年にはナショナルヘルスサービスプランが提示され、その中で、ケア・プログラム・アプローチは社会福祉と医療・保健領域のケアマネジメントに分けて行うのではなく、両領域をまとめた統合したサービスパッケージとして利用者に実施されることになった。

ＮＳＦの全国基準の④～⑥の項目はこのケア・プログラム・アプローチに関わるもので、④の「専門家によるケア」については、24時間体制の専門家による在宅での評価と治療を提供する「危機介入およびホーム治療サービスチーム」と、発病初期患者への「早期介入チーム」、「積極的アウトリーチチーム」の３つのチームで構成される。このチーム構成は、後述する米国のマディソンモデルを参考に考案されたものである。

「危機介入およびホーム治療サービスチーム」は、精神症状の急性増悪時（自傷他害の恐れがあるときなど）の急性期に介入を行う。入院治療が可能な医療機関との調整役も担っているが、原則的には可能な限り在宅での治療が試みられる。チームは、チームマネージャー医師1名、コンサルタント医師1名と、地域看護師、ソーシャルワーカーなど、15名で構成される。急性期の危機介入であるため、1日に何度も訪問を要するケースも存在する。

「早期介入チーム」は、統合失調症や双極性障害の好発時期である10代～30代の初発の症例に介入を行い、社会的孤立の予防、学生の場合は復学などを目標として支援を行う。チームは、ソーシャルワーカー、作業療法士などで構成される。

「積極的アウトリーチチーム」は、10代から高齢者までの幅広い利用者層を対象として、ソーシャルワーカー、心理職、地域看護師などで構成されたチームが24時間体制で支援を行うものである。この「積極的アウトリーチチーム」がわが国の精神科アウトリーチに近いもので、治療介入困難事例や治療中断によって入退院を繰り返す事例などに対して行われるこのチームの介入によって、入院者数が約40％程度減少したとする報告もある。

これら三つのアウトリーチチームの配備は全国に展開され、２００９年までに、「危機介入およびホーム治療サービスチーム」が３３５チーム、「早期介入チーム」が１５０チーム、「積極的アウトリーチチーム」が２５０チーム設置された。しかしその後、それぞれのアウトリーチチームの活動に対する評価が行われた結果、費用対効果が高くてチーム介入後の効果が高いことが考慮され、現在は

「早期介入チーム」がその主役を担うようになっている。「危機介入およびホーム治療サービスチーム」と「積極的アウトリーチチーム」は２０１０年以降次第に減少して、これらのチームが行っていた業務は、現在は「リカバリー促進チーム」や「低強度治療チーム」がその役割を継続している。

ＮＳＦ全国基準項目の⑦自殺予防では、１９９９年の白書「命を救おう・我らがより健康な国Saving Lives：Our Healthier Nation（ＯＨＮ）」で、２０１０年までに自殺者数を20％減少させるという目標が掲げられた。２００２年には国家自殺予防戦略が発表されて、現在に至るまで同国の最重要国家戦略の一つとして稼働中である。そこで取られた戦略とは、①自殺に用いられる方法や設備・構造の減少、②自殺のハイリスク群のリスク軽減、③こころの健康づくり、④メディアによる良質な報道（自殺報道）、⑤自殺・自殺予防に関する調査研究の促進、⑥モニタリングの6項目で、その結果、英国は先進諸国の中でも自殺率が低い水準を保つことが可能となっている。

それ以外にも、国民のメンタルヘルスの向上を図るためにさまざまな取り組みが行われている。たとえば、わが国でもその役割が重要視されるようになったピアサポートの充実を図り、精神障害者やその家族が地域で豊かな生活を送るために必要な知識を学び合える場として、リカバリーカレッジが２００９年にサウスウエストロンドンに創設された。

リカバリーカレッジは、精神的な辛さを体験した当事者とメンタルヘルスに関する専門的知識を持つ専門職が協働して、講座を通じて学び合いの場を作り上げていく教育モデルである。ここでは治療的なアプローチが行われるのではなく、学生たちが教育を通してメンタルヘルスやリカバリー（回復）について学び、人生の目標や可能性を探ったり、地域の精神保健福祉サービスとの架け橋となる場としての役目も持っている。現在ではヨーロッパ諸国にリカバリーカレッジが展開して、わが国でも２０１３年から三鷹市ピアサポート事業の一環としてリカバリーカレッジが新設されている。これからも、リカバリーカレッジにみられるような当事者と専門職によるコ・プロダクション概念[7]がさらに社会に浸透していくことが期待される。

米国の精神保健医療事情

米国ではケネディ教書の発表以降に脱施設化の大きな波が起こった。しかし、急激な脱施設化は、十分な支援がないままに患者を地域に送り出すという状況をもたらし、その結果、路上生活者が増加して、入退院を繰り返す患者の急増という新たな問題が生まれることになった。こうした問題を克服しようとして登場したのが、ウィスコンシン州デーン郡のマディソン市を拠点に始められた精神保健地域ケアシステムである。これはその名を冠して、通称「マディソンモデル」と呼ばれている。

マディソンモデルの特色は、官民共同のシステムであること、急性期対応から住居支援までを一貫した一つのシステムのケアで提供されていること、アウトリーチ支援が基本的なサービスに位置付けられていること、などが挙げられる。

現在、障害者支援システムとして世界中に広がっている包括型地域生活支援プログラム（Assertive Community Treatment、以下ＡＣＴ）は、重度の精神障害のために入退院を繰り返す患者や、長期入院している患者を支援する方法として、１９７２年にウィスコンシン州マディソン市メンドータ州立病院の研究ユニットから生まれ、マディソンモデルの中核的プログラムとなった。

ＡＣＴは多職種チームによるアプローチで、医師、看護師、心理職、ソーシャルワーカーなどからチームが構成され、患者の生活の場に訪問し、24時間・３６５日体制で支援活動が行われる。

ＡＣＴチームのスタッフ１人が担当する患者は10人以下と設定され、より手厚い支援を可能にしている。ＡＣＴは医師が主導して行うのではなく、多職種チームが協働して、危機介入（医療的支援）、生活支援、就労支援などを行うことが運営方針となっている。

ＡＣＴの効果については多くの研究がなされ、すでにその有効性が実証されており、現在では世界中の国々に普及している。

マディソンモデルで中心となるのが、「リカバリー」と「ストレングス」という概念である。

リカバリーは直訳すれば「回復」という意味になるが、ここで使われている「リカバリー」は、個人の姿勢、価値観、感情、目的、役割などの変化の過程をいう。障害のためにいろいろな制限があっても、満足感のある、希望に満ちた、人の役に立つ人生を生きる、という意である。すなわち、精神障害からのリカバリーとは、精神障害によって制限されたり、制約を設けられることなく、豊かな人生を生きることを意味する。そのときに必要なのが、もともと自分が持っている強さあるいは力（これを「ストレングス」と呼ぶ）である。

精神科アウトリーチにおいては、精神保健の専門家が精神障害者の処遇を決めるのではなく、精神障害者自身が、自らの責任のもとに生活や人生を決めていくというリカバリー志向性が重要視される。リカバリー概念では、精神障害も持つ当事者が、地域での支援サービスをただ待っているのではなく、自律性と自己決定によってサービスを利用することに重きをおいている。

こうしたリカバリー概念の浸透によって、当事者同士が互いに支え合う〝ピアサポート〟という活動が考案された。〝ピアサポート〟とは、病気や障害などで同じ苦しみを抱えている〝仲間〟が自身の体験や有益な情報を共有することで、医師やソーシャルワーカーなどの専門家からの援助では足りない部分を補うという活動である。具体的には、がんサロン(8)や認知症カフェ(9)などがピアサポートの事例である。

ピアサポートはさらに発展して、保健医療福祉の支援およびサービスの〝受け手〟（コンシューマー）が、支援およびサービスの〝提供者〟（プロバイダー）になるという「コンシューマー・プロバイダー」の活動が生まれた。そして、コンシューマーとプロバイダーという二つの言葉から〝プロシューマー〟という言葉が造語されるなど、近年は、当事者が地域精神保健福祉機関のサービスや事業に参加して、当事者自らがサービス提供を行うプロシューマーの役割が拡大している。なお、プロシューマーは安定した雇用としても評価され、提供する支援やサービスに対して金銭的対価としての給与報酬が支払われる。

１９９８年に、マディソンモデルのプログラムの一つとして、コンシューマーであった当事者が自らプロバイダーとなって支援を行うアウトリーチ事業〝ソア〟（ＳＯＡＲ：Support, Outreach, Advocacy, Referral）が創設された。

ソアは、利用者主導で運営され、多様なニーズへの対応、たとえば、服薬管理、買い物の同行、余暇活動の支援、銀行への振り込みの同行、各種関連機関との連絡調整役といった多様な支援を行っている。また24時間体制で緊急時に備える〝ゲートキーパー〟として、緊急サービス部門と連携した危機介入プログラムにも参加している。ゲートキーパーとは、自殺の危機を示すサインに気づいて、声をかけたり、話を聞くなどの適切な対応のできる人のことで、いわば〝命の門番〟ともいえる。

ACTやソアのほかに、マディソンモデルの特筆すべきプログラムの一つに「リカバリーハウス」がある。リカバリーハウスとは、具合が悪くなったときに、入院することなく、症状が安定するまで（1か月程度）支援を受けながら地域で暮らしていけるように設けられた住居である。単身者の共同生活として一軒家が借り上げられ、当事者がアウトリーチスタッフとして交替で勤務している。服薬管理の必要なケースでは、リカバリーハウスの利用が勧められている。

地域精神医療の重要課題の一つである就労支援体制では、米国は1990年代頃から個別就労支援プログラム（Individual Placement and Support、以下IPS）を採用している。

1986年のリハビリテーション法の改正で、障害者雇用には援助付き雇用が義務付けられ、重い精神障害を持つ当事者が一般の職に就いて仕事を継続していけるようにするために、①一般雇用であること、②統合された職場環境であること、③継続的な支援であること、④重い障害がある者が対象であること、という4条件を満たすことが求められるようになった。その結果、就労前に職業リハビリテーションなどの訓練を十分に受けてから就職することを目標とした〝train then place〟という従来の考え方ではなく、ジョブコーチによる支援のもとに、早い段階で就職し、就職先で訓練と継続的な支援を同時に進めていく〝place then train〟という考え方がとられるようになった。〝place then train〟では、たとえ重い障害があっても、本人が希望すれば本人の興味や経験に合った就職先を探し、精神健康サービス部門の就労専門職員が就職先での訓練と継続的な就労支援を同時に行い、一般職への就労を目標とするものである。

ＩＰＳを行うチームは、２名以上の就労支援スペシャリストと1名のＩＰＳコーディネーターから構成され、20～25名の利用者を担当する。就労支援スペシャリストは、利用者が希望する就職先を探し、就労が継続できるような支援を行い、ＩＰＳによる援助付き雇用プログラムを提供する。そのため、医学や福祉に関する知識だけではなく、さまざまな領域で職業斡旋が行えるスキルが求められる。ＩＰＳコーディネーターは、職業リハビリテーションの実務経験を有し、就労支援スペシャリストをスーパーバイズしてＩＰＳを行える環境を整えることが主な役割である。ＩＰＳを行った対象群は就労率が高く、入院率やドロップアウト率が有意に低くなることが明らかになっている。わが国ではまだ十分な普及には至っていないが、今後わが国でもＩＰＳのような就労支援法を導入する医療機関が増えてくることが期待される。

メンタルヘルスの増進・予防を強化するために、１９９2年には、米国保健福祉省（ＨＨＳ）内に米国薬物乱用・精神衛生管理庁（ＳＡＭＨＳＡ）が設立された。そこでは、自殺予防と危機管理へのアクセスの強化、過剰摂取の防止、子供・若者・家族に対するレジリエンス（精神的回復力）と情緒的健康の促進などが活動目標に掲げられている。近年は、「ＭＨＢＧ：the Community Mental Health Services Block Grant」という、生活が困難な重度の精神疾患を持つ成人と、情緒障害を抱える18歳未満の子どもを対象とする地域型メンタルヘルスシステムの構築を支援するために設けられた政府助成金プログラムも実施されている。

ドイツの精神保健医療事情

わが国同様に精神病床の削減率が低く、２グループに分類されているドイツの精神保健医療事情についても少し触れたい。

ドイツには精神医学分野で数多くの卓越した業績が残されている。たとえば、クレペリン（Kraepelin E）は精神病の系統的分類の基本体系をつくり、現在の精神医学に大きな影響を与えている。ヤスパース（Jaspers K 1883–1969）も『精神病理学原論』（１９１３年）を著し、現象学的精神病理学の確立に大きく貢献した。

米国や英国で収容施設から地域へという精神医療における大きな変革が始まった頃、ドイツにはわが国同様に世界大戦敗戦後からの復興という避けられない事情があった。かつてドイツ精神医学は世界の指導的立場にあったが、ナチスドイツの時代に多くの著名な医学者が海外に流出し、医療における人材不足は深刻であった。戦火に破壊された都市の復興とどん底状態の経済の立て直しから始まったドイツでは、精神病院の改築までには手が届かず、19世紀に建築された古い城や修道院を改築して作られた戦前の精神病院がそのまま使われて、過剰な入院患者を抱えていた。１９６０年代までは慢性精神患者のホスピタリズム[10]が支配的で、精神医療は荒廃し、国家的な危機状態にあるといわれるほどであった。精神医療の改革が始まったのは、ようやく１９７０年代になってからのことである。

１９６９年の社会民主党（ＳＰＤ）と自由民主党（ＦＤＰ）が組んだ連立政権下に、当時世界中に巻き起こった学生運動の嵐とともに、国中で社会改革の気運が高まり、その最中に精神医療改革が始まった。

１９７１年から１９７５年にかけてドイツ連邦議会による「精神医療に関するアンケート調査」が実施され、国内の精神医療の実態調査が行われた。その結果、不十分な精神医療の実態が明らかにされ、これまでの大規模精神病院の構造転換、地域精神医療の推進、精神科ケアの一般科ケアへの統合、身体疾患患者と同じように精神疾患患者を扱うこと、精神医療従事者の育成などの改革案に明示された。

１９７０年代になって大規模な精神病院の縮小が徐々に進み、それに代わってコミュニティ・ケアの施設が充実されるようになり、総合病院精神科が少しずつ増加されることになった。そのために、英米のような急激な病棟閉鎖によるホームレスの増加などは避けられ、古い病院が急性期治療に適したよりよい医療設備にグレードアップされた。

一方で、患者の地域移行を推進するために、それまでの供給主体のケアから患者の立場に立った需要主体のケアへの移行が図られるようになった。治療を行う場も、それまで精神医療の中心であった精神病床から外来での医療へと少しずつシフトされていき、「病院外来（Institutsambulanz）」と呼ばれる、多職種で構成されるチーム医療外来が誕生した。

「病院外来」が行う業務の一つにアウトリーチ支援が取り入れられるようになって、近年では、「病院外来」が行える施設は、ドイツ全土で約２０００か所まで増加している（人口約16万人に1か所）。

このように、精神障害者の地域移行促進を図る医療施策の転換によって、１９８０年代に始まった精神病床の削減は、１９８０年の２・０床／１０００人から、２０００年の１・３床／１０００人へと、緩やかではあるものの削減が進められている。

英米と同様に、退院患者の多くが障害者居宅施設やナーシングホームへ生活の場を移した。同国には長期ケア病床が存在しないため、精神科の長期ケアは主にそうした居住型ケア施設・住宅で行われている。それら施設の多くは民間施設で、100床から200床もある施設が多く、人里から遠く離れた場所（建設コストの削減のため）にあって家族との面会も困難であり、治療そのものの機会も少なくなるなど、立地条件や医療・ケアの質の低いことが問題視されている。地域に根差した生活を送るために必要な住宅支援や就労支援などのサービス提供も、医療は医療保険、福祉は税金というように財源が異なり、それを中心的にコントロールする機関が存在しないために、十分な連携がとれず、ケアが中断するといった例もみられるようだ。

メンタルヘルスに関する知識普及活動も近年盛んに取り組まれるようになっている。種々の民間非営利組織が主導する青少年向け早期介入プログラムは、政府や企業、財団などから支援を受けて、各地の学校と提携してメンタルヘルスに関する基礎的な知識を提供している。

2018年、ドイツ連邦教育研究省は、既存のドイツ保健研究センター（神経変性疾病センター、糖尿病研究センター、心臓循環器系研究センターなど6施設）に加えて、精神健康センターおよび児童・生徒健康センターを新設することを発表した。思春期・青年期は精神疾患の多くが初発する時期であり、何よりも早期発見・早期治療が重要とされ、思春期・青年期精神保健に関する研究が最重要課題の1つとして考えられるようになってきている。

なお、戦後ドイツは東西ドイツに分断され、ふたたび東西ドイツが統一されたのは1990年8月

31日のことである。よって上記の記述は主に西ドイツにおける状況を中心にしたものである。

第十章

これからの精神科アウトリーチ

退院後の安定した地域生活を維持するには精神科アウトリーチの導入が欠かせない。しかし、現在わが国の精神科アウトリーチはいくつかの課題に直面している。

多様化するアウトリーチ支援対象者にどのように対応すべきか。身体疾患や認知症を合併した高齢精神障害者への対処はどうあるべきか。スムーズな地域移行を阻む難治性精神疾患の治療を広く各地に展開するには何が必要か。こうした諸課題克服の方途を考えたとき、あらためて全国各地に点在する総合病院精神科や精神科単科病院の存在に目を向け、その存在意義を問い直してみることは、これからの精神科アウトリーチの実現に向けた一つの道を示してくれているように思う。

ここでは、多様な支援対象者への対応、総合病院精神科や精神科単科病院の精神科アウトリーチへの進出、アウトリーチ活動に求められる人材、精神科救急における医療連携体制の整備、精神障害への理解を深める啓発活動といった諸課題について考え、これからの日本社会に求められる精神科アウトリーチの姿について触れてみたい。

多様化するアウトリーチ支援対象者

精神科アウトリーチの提供は、精神疾患が疑われるも未受診である、治療を中断している、頻回に入退院を繰り返して病状が不安定である、といった精神障害者を主な対象者として行われることになっている。しかし現在ではアウトリーチ支援対象者の多様化が進んでいる。たとえば、下肢筋力低下や歩行困難といったＡＤＬ低下のために通院が困難な状況にある高齢患者が増えてきており、認知症や身体合併症を有する高齢精神障害者の増加も著しい。

平成27年（2015）1月に厚生労働省が公表した新オレンジプラン[1]の推計によれば、団塊の世代が75歳以上となる令和7年（2025）には、認知症患者数は700万人、65歳以上の高齢者の約5人に1人に達すると見込まれ、2060年には65歳以上の人口の約1／3が認知症に罹患すると予測されている。高齢化とともに身体合併症が増えるのはいわば自明のことではあるが、今や精神科病院の少なからぬ病床を占めている退院困難事例の背景に、認知症や身体合併症を有する高齢精神障害者の急増という事実がある。そのために、厚生労働省の「精神障害者にも対応した地域包括ケアシステム」では、身体合併症を有する精神障害者への対応が可能な医療ネットワーク構築を呼びかけ、早急なアウトリーチ提供体制整備の必要性を訴えている。

精神科アウトリーチの現場でも、精神科診療の過程で身体合併症が発症したり、あるいは、もともと罹患している身体疾患への治療に加えて精神科診療を同時に進めていく必要のある症例に直面することが多い。たとえば、アウトリーチの訪問中に見つかった末期がんのために抑うつ症状や幻覚・妄想を伴うせん妄状態を呈することになったケースや、血液透析を行っている患者や1型糖尿病患者[2]（うつ病の有病率が高いことが知られている）が重いうつ症状を発症して通院できなくなるケースなどがそれにあたる。こうした症例では、精神科による治療的介入だけでなく、それぞれの身体疾患への対応が求められる。特に、せん妄状態を呈す患者では、せん妄を直接的に引き起こしている身体疾患への治療そのものがせん妄対応策となることもあるので、精神科と身体科とが連携した医療ネットワークが重要になる。

８０５０問題として話題になっている高年齢の引きこもり事例も増加している。８０５０問題とは、80代の親と、長年引きこもって50代になった子との親子関係を指して造語された用語である。引きこもりが長期化すると親子ともども高齢化し、やがて親の貯蓄も乏しくなって、これまで生活のすべてを親に頼っていた子は、悪化する経済状態と老いた親の介護という問題に直面するようになる。しかし、長い間社会から孤立した状態にあった親子には収入や介護のことを外部に相談することは難しく、さらに孤立化が深まり、そのまま放置すればやがて９０６０問題に発展して、状況はいっそう深刻なものになると思われる。

８０５０問題の対象となる世代は、ちょうどバブル崩壊後の就職氷河期に青年期を過ごした世代にあたり、就職に失敗した者が多いと推定される。内閣府の調査では、わが国の引きこもり事例はおよそ１００万人で、そのうち中高年の引きこもり人口は61万3千人（２０１９年3月）、その70％以上が男性とされている。こうした引きこもりの背後に精神疾患が潜んでいることは少なくなく、それが引きこもり要因となっている症例も多い。

発達障害やゲーム依存症(3)などが原因で長期間にわたって自宅に引きこもっている事例は、その多くが児童期から青年期の世代、もしくは中年層である。こうした引きこもり例は医療機関につながることもなく、精神疾患の関与が強く疑われるものの未受診のまま長く経過していることも多く、精神科アウトリーチを必要としているケース、あるいは、アウトリーチによる介入・支援によって病状や生活環境の好転が期待できるケースが少なからず存在している。しかし、精神科を受診する事例はきわめて稀で、最近になって、ようやく発達障害児を対象とした精神科訪問看護や精神科診療所が少しずつみられるようになったばかりである。

発達障害、引きこもり、不登校などの児童・青年期のアウトリーチ支援では、本人への支援に加えて、家族、学校担当者、スクールソーシャルワーカー、スクールカウンセラー、教育相談所、児童相談所、医療機関などが連携して定期的にケース会議を行い、教育的支援の継続できる環境作りが大切である。

総合病院精神科の再発見

治療抵抗性統合失調症や薬物抵抗性重症うつ病に対して、クロザピン治療やｍＥＣＴが著明な改善をもたらす可能性があることはすでに述べた通りである。しかし、わが国の精神科単科病院の多くは、それらの治療を行う際に連携が必要な内科医・麻酔科医などが不在であり、医療設備も不十分なために、難治性精神疾患治療は困難な状況にある。そのために、厚生労働省が提唱する「どの地域にあってもクロザピン治療やｍＥＣＴを受けることのできる地域医療連携の推進」は、なかなか思うように展開されずにいる。こうした現状を打破するには、精神・身体の両診療部門を有する総合病院の精神科は有力な突破口になる可能性がきわめて高い。全国各地にあって、地域住民には身近な存在である総合病院の精神科が、クロザピン治療における副作用対応や、麻酔科と連携した安全なｍＥＣＴを実施する医療機関としてその地域における医療連携モデルの一翼を担えば、難治性精神疾患治療は一気に全国に進展すると思われる。

高齢化に伴って身体合併症例は今後ますます増加し、認知症状が前景に立つ高齢精神障害者の急増が予測される。これからの精神医療では、身体疾患や認知症を合併する高齢精神障害者への対応は重要な課題である。精神症状ゆえに放置されている身体合併症例や、がん末期のターミナルケア、認知症に伴う夜間せん妄[4]対応など、精神・身体の両視点が求められる症例に対して総合病院精神科の果たし得る役割は大きい。

先述した「新たな地域精神保健医療福祉体制のあり方分科会」の報告書には、「多様な精神疾患等に対応できる医療体制のあり方について」に関する記載がある。その中で、①児童・思春期精神疾患、②老年期精神障害等、③自殺対策、④依存症、⑤てんかん、⑥高次脳機能障害[5]、⑦摂食障害と、多様な精神疾患に対応できるような医療体制の構築が目標として掲げられている。しかし、これら疾患群はいずれも専門的な対応が必要で、これらの疾患をすべてカバーできるような治療環境が整っている医療機関は、大学附属病院や地域基幹総合病院など一部医療機関に限られている。したがって、こうした医療機関のない地域では、身近な総合病院精神科が中心となって精神医療と身体医療の連携を進め、積極的に精神科アウトリーチにも参加して、地域医療連携ネットワークの中核的役割を果たしていくことが望まれる。

総合病院精神科は全国の各地にあり、これまでも精神科救急、リエゾン・コンサルテーション[6]、身体合併症医療、緩和ケアなど、地域基幹病院の一診療科として重要な役割を果たしてきた。しかし近年は、主として経営上の要請から精神科病棟の閉鎖、外来医療の縮小が進み、現在はその存在すら危ぶまれるようになって久しい。しかし上述したように、難治性精神疾患や精神科身体合併症に対する治療、あるいは児童・青年期の精神医療において、総合病院精神科の持つ潜在的優位性にはきわめて高いものがある。総合病院精神科が精神科アウトリーチ事業に参加すれば、総合病院精神科の再生にもつながり、医療連携ネットワーク構築に大きく寄与すると思われる。

精神科アウトリーチへの参加には、精神科スタッフの増員・補強、診療報酬改定などさまざまな整備を進めていく必要があり、中小の総合病院精神科にとってはなかなか現実的ではない。総合病院精神科が主体となって実施する精神科アウトリーチをわが国で先駆的に進めて成果を上げている千葉県の国保旭中央病院の現在のスタッフ構成は、精神科常勤医7人、嘱託医6人、研修医3人、公認心理師5人、精神保健福祉士7人、作業療法士5人と手厚い構成となっている（2023年2月のホームページ）。アウトリーチに要するスタッフの増員・補強には、実施母体の経営的基盤の安定が必須条件となる。そのためにも、現場ニーズを把握したサービス提供体制の見直しとともに、診療報酬改定などを含む経営面での配慮が必要である。

一般に総合病院精神科の業務はきわめて多忙で、慢性的に人員不足に悩まされ、診療報酬点数の低評価に伴う病院経営への影響といった多くの問題を抱えている。これら諸問題を解決するには、精神科アウトリーチ事業参加へのインセンティブを高めるような診療報酬上の配慮や、病院経営面にもメリットが出てくるようなスキームの確立が望まれる。このような整備が進むと、総合病院精神科に対するアウトリーチ活動に求められる役割が明確化されるために、総合病院精神科にアウトリーチ事業参加への気運が高まるであろう。

発達障害、摂食障害、依存症、引きこもりといった症例では、精神科や内科などの診療とともに、福祉、教育、地域ボランティアなどの多分野との連携が求められ、長期間にわたる家族療法、行動療法、集団精神療法が必要になる。そのために、こうした症例はそもそも経営的観点からして民間医療機関にはなじまず、対処できる医療機関は公的な総合病院精神科以外において他にない。公的な総合病院精神科の存在意義の一つがそこにあることも強調しておきたい。

精神科単科病院のアウトリーチ進出

厚生労働省の「病院の人員配置基準」によると、一般病床では「医師16対1、薬剤師70対1、看護職員3対1」に対して、精神病床（大学病院などを除く）では「医師48対1、薬剤師150対1、看護職員4対1」と規定されている。医師16対1とは、入院患者16人に対して1人の医師が必要ということで、これをみると、精神病床の人員配置基準は一般病床に比べて大幅に緩和されていることがわかる。こうした措置の背景には、一つは収容施設の色彩が強かったこれまでの精神科病院の歴史が反映されたためであり、いま一つは医師をはじめとする医療従事者不足や病院経営への配慮などの影響があったものと考えられる。

平成14年（2002）に、精神病床の削減と在院期間の短縮を促して地域移行を推し進め、ひいては精神医療の質的向上を図るために、精神科病院に精神科救急病棟（通称、スーパー救急病棟）が新設されることになった。

精神科救急病棟では、入院加算（精神救急入院料）が2800点（平成14年当時）と、精神医療領域で最も高い点数が設定されており、病棟入院基本料も看護師配置の比率によって細かく分類されている。たとえば、令和4年（2022）の病棟入院基本料をみると、看護師配置が10対1では1287点、13対1では958点、15対1では830点、18対1では740点、20対1では685点と細かく設定され、さらに入院期間が14日以内であれば465点、15日〜30日であれば250点、31日〜90日であれば125点、91日〜180日であれば10点、181日〜1年であれば3点を、1日ごとに加算することができるようになっている。こうした診療報酬の仕組みでは、3か月以上入院した場合の入院加算が、入院3か月以内の患者に比べて大きく減少することになり、それによって在院期間短縮へのインセンティブを高めようと誘引した施策といえる。

一方、精神科救急病棟の設置要件として、病院全体で常勤の精神保健指定医が5人、同病棟専従医師が入院患者16人に1人、同病棟での看護師配置が患者10人に1人、同病棟専従の精神保健福祉士が2人以上配置されていることなど、医療従事者の配置基準が定められた。運用面でも、地域の精神科救急医療体制整備事業に参加していることや、年間の入院患者の6割以上が非自発入院であることが課された。さらに、入院患者の4割以上が過去3か月以内に精神科への入院歴がない新規入院患者であること、新規入院患者の6割以上が3か月以内に自宅退院することなどの条件も加えられた。このような設置基準が課されたために、新規入院患者を原則3か月以内の退院につなげることが精神科救急病棟を有す医療機関の運営上の大きな目標の1つになった。これが精神医療現場の、いわゆる「3か月ルール」と呼ばれるものである。筆者の経験からも、この3か月ルールが適用されてから、従来の体制であれば長期入院を余儀なくされていたであろう患者の多くが3か月以内に退院していくようになった。

3か月ルールがあるために、退院後間もなく精神症状が再燃して入院加療が必要となった場合でも、よほど切迫した状況下でない限り再入院に踏み切ることはせず、外来治療を継続し、退院から3か月経過した時点で入院加療を再開するといった事態が生まれている。また、本来であればもう少し入院治療に時間を必要とする症例でも、3か月という診療報酬上の制限によって、十分な治療期間を確保できないまま退院に至る症例も少なからず存在する。たとえば、重症のうつ病患者や治療抵抗性統合失調症患者の治療では、薬剤の種類切り替えを行って治療効果を評価することが求められることもある。修正型電気けいれん療法を行うには1クールおよそ3～6週間を要し、重症度によっては一度の入院で2クール以上行うこともある。クロザピン治療では原則18週間の入院が必要である。こうした場合には、治療を3か月で完結することはきわめてハードルが高くなる。

入院治療では、単に治療だけでなく、退院後の治療環境整備、つまり、退院後の住宅環境をどのようにするのか、訪問看護などの社会資源サービスをどのように導入するのかといった、退院後に備えた環境調整を行うことも重要な側面である。しかし、3か月ルールのために、退院後の治療環境整備に時間を費やすことができないまま退院に至るといった症例が出てくることになる。

3か月ルールにはこのようにマイナス影響と考えられることはあるものの、これによって精神病床削減と在院期間短縮に一定の成果があったのも事実である。

わが国の精神科病院は、精神病床数や長期入院について長年先進諸国から批判されてきたが、その背景には、世界に類を見ないスピードで進展する高齢化に福祉施設の設置が追いつかず、それを精神科病院が代替してきたというわが国固有の側面があった。しかし、福祉施設の設置が一定程度の水準に達したと思われるようになった現在、介護を主体とする高齢精神障害者の福祉施設への移行を進め、人員配置基準を一般病床と同様基準に揃えるなどして、より高い質的向上を目指した精神医療に専念することが求められている。この課題解決には、精神科単科病院のアウトリーチ事業への進出が大きな転機の鍵を握っているように思える。

現在、わが国の退院後の患者フォローアップは、入院していた病院が退院後も外来診療でフォローするか、入院を依頼した元のかかりつけ精神科診療所で治療継続するかがほとんどであり、通院の難しいケースにあっては訪問診療を行う医療機関に転医することも稀にある。いずれにしても、症状の再発を防ぎ、安定した地域生活を持続するにはアウトリーチ支援は欠かせず、そのアウトリーチ事業に精神科病院が進出する意味はとても大きい。

入院していた精神科病院によるアウトリーチ支援では、入院中に患者と関わっていたスタッフが退院後も関わることになるので、診療情報提供書や看護サマリーなどでは到底得られない詳細な患者の状態、背景、家族との関係性などの情報が共有されることになる。利用可能な社会資源や人間関係などをチーム全員が念頭においてアウトリーチを行うことも可能になる。症状再燃にもいち早く気づき、アウトリーチ現場で治療を行うことが可能となるので精神症状増悪を未然に防ぐこともできる。何よりも、入院中に顔を合わせて治療関係を築いてきたスタッフが退院後も自宅に訪問して継続した支援に関わってくれるという安心感は、患者にとって大きな意味を持つ。

精神科病院スタッフが退院後の精神科アウトリーチチームに加わることのいま一つのメリットは、

病院スタッフに対して、入院中の患者との関わり方や医療的視点に変化をもたらす可能性があることである。つまり、入院治療という環境下の、いわば短期的、微視的な視点に加えて、退院後の患者の生活環境がどうあるべきか、安定した生活を維持するには何が必要かといった、いわば患者の人生を踏まえた、長期的、多角的な視点を育てる可能性がある。

現在わが国の精神科単科病院でアウトリーチ事業に参加している病院はきわめて少ない。たとえば筆者の勤務地である埼玉県では、平成30年（２０１８）の「第5期埼玉県障害者支援計画」による障害者福祉型訪問支援強化モデル事業によって、県下の精神科単科病院2施設が県の委託事業所としてアウトリーチ活動を行うようになったに過ぎない。

精神科単科病院の多くが、介護が中心となった高齢精神障害患者の福祉施設や自宅への移動を進め、そこから生まれた余力とこれまでに培ってきた精神医療の経験をもって精神科アウトリーチに進出し、アウトリーチ事業を病院運営の主要な一つの柱に据えれば、わが国精神科単科病院の新しい姿の誕生につながる可能性がある。

全国各地の精神科単科病院がアウトリーチ事業に参加することで、精神障害者の地域移行は格段に進展し、精神科アウトリーチはいっそう充実したものになるだろう。精神科病院がそれぞれ主体性を持って精神科アウトリーチに参加できるような体制に整備されていくことが急がれる。そのためには、精神科アウトリーチへの参加を可能とする人員確保や経営に直結する診療報酬上の課題に取り組み、精神科単科病院のアウトリーチ事業への参加を促す施策が必要であろう。

精神科アウトリーチに求められる人材

現在、精神科アウトリーチの主たる構成員となっている精神科医、看護師、作業療法士、精神保健福祉士に加えて、公認心理師や管理栄養士の参加が望ましい。

公認心理師は平成30年（2018）に国家資格化された初めての心理職である。令和2年（2020）度の診療報酬改定では、公認心理師による「小児特定疾患カウンセリング料」が新設され、令和4年（2022）度の改定で身体疾患を有する患者への相談支援を行う要員として公認心理師が位置づけられた。このように公認心理師の役割が明確化されるようになり、精神医療分野だけでなく、福祉、教育、産業保健などさまざまな領域での活躍に期待が集まっている。精神科アウトリーチでも、引きこもりや発達障害のような事例では、疲弊する家族を支援し、家族の病態特性に対する理解を深め、本人との関わり方をアドバイスするなど、家族療法の主要な担い手として公認心理師の活躍が期待される。

管理栄養士は、「病気を患っている人や高齢で食事がとりづらくなっている人、健康な人一人ひとりに合わせて専門的な知識と技術を持って栄養指導や給食管理、栄養管理を行う（公益社団法人日本栄養士会）」国家資格である。病院や施設では、所属の管理栄養士が病院食・施設食の管理、サポートを行っている。しかし、精神科アウトリーチの場では、同居する家族がいる場合にはその家族が、家族がいない場合は本人が、日々の食事や栄養管理を行わねばならない。

精神科アウトリーチでは、精神症状や経済的な理由から食事や栄養にまで十分な管理ができずに生活を送っている利用者が多い。自験例でも、毎日パンや白米だけを食べている利用者もいた。ケアマネージャーと連携をとって毎日弁当を自宅に届けてくれる配膳サービスを使用したり、低栄養状態の利用者には訪問診療時に経腸栄養剤を処方して摂取してもらうといった事例もあった。低栄養の寝たきり利用者には褥瘡《じょくそう》が生じやすく、神経性無食欲症患者、アルコール依存症患者、うつ病患者（食事量減少による）などの低栄養状態には厳密な栄養管理が求められるケースもある。

単身独居生活者に対して管理栄養士の果たし得る役割は大きい。単身独居者の多くは自炊体験がなく、自炊設備も不十分なために、ほとんどを外食や、コンビニ、スーパーの弁当、菓子パンなどに依存しているのが実情で、十分な栄養管理が行えない状態で生活を送っている。生活習慣病の予防のためにも栄養指導は重要である。しかし、1日に野菜３００g、食塩7g以下といったような教科書的な栄養指導では、それが実行されることはほとんど見込まれない。それゆえに、たとえコンビニで済ませるにしても糖質過多な弁当はできるだけ避けて、卵焼き・鯖の塩焼き・豆腐といった総菜に、キャベツ千切り1パック、おにぎり1個のような食事を1日に1回は摂ること、できれば週に3日は季節の果物を摂ること、といった実情に合った実践的な指導が好ましいように思える。冷蔵庫（単身者でも多くは所有している）には、比較的安価で保存の効く納豆、豆腐、卵、牛乳（ヨーグルト）などを常備しておくこと、外食ではラーメンライスのようなものはできるだけ避けて、ご飯・味噌汁・おかずの揃った定食を中心にするといった具体的な指導が有効と思われる。孤立して自閉的な生活を送っている場合には、実際にコンビニやスーパーに同行して食品の選び方を指導することは、他者と会話を交わす場でもあり、運動の機会にもなる。

自宅訪問する看護師も、居宅でのバイタルサインのチェックや薬の管理だけでなく、積極的に買い物や散歩などの外出に同行し、そこでの会話や行動観察が貴重な情報を得る機会にもなる。

ピアサポーター、家族会、当事者団体などと連携したり、保健所や通院している医療機関でのデイケアへの参加を促すことも、充実したアウトリーチを展開していく上で重要事項の一つである。

ピアサポートは、１９００年頃の米国で、非人道的な精神医療に対して行われた精神障害当事者による人権擁護活動に始まったとされている。精神科病院に長期間入院した後に退院して地域で生活を送るようになった当事者から、それぞれの時期で不安に感じていたことや、誰に相談しながら生活基盤を作っていったのか、医療にはどのようにつながっていったのかといった生の声を聴くことは、これから同じような道を歩もうとする者にとって大きな意味を持つ。精神科医や看護師などの専門職と協働して、精神疾患に罹患したという自らの経験知を活用しながら、精神障害者同士が互いに支え合うピアサポートは、現在では精神福祉分野だけではなく、がんや難病、学校教育分野などさまざまな領域で行われるようになった。

米国では、各州で、「認定ピアスペシャリスト」の養成や研修プログラムが開発されている。その流れを受けて、わが国でも各地で「ピアサポート専門員」の養成が行われるようになった。各地の精神保健福祉センターで行われる「精神障害者の地域移行関係職員に対する研修」では、アウトリーチに従事している医療従事者を対象に、アウトリーチの手法についての研修を行い、その技術の習得を図っている。筆者も講師としてそうした研修会に参加した経験を持つが、会議室での講演で実情を体感してもらうことは難しい。できれば経験豊富なスタッフのアウトリーチに同行して、対象者の生活環境を見て、同居家族の生の声を聴き、医療従事者とのやり取りの様子などを体験することが望まれる。

救急医療との円滑な連携体制の整備

精神科アウトリーチでは原則的に入院治療を前提としないが、安定したアウトリーチ提供体制を構築していくには、精神症状増悪時の対応策を事前に検討しておくことは重要である。切迫した希死念慮を認める、自傷他害の可能性が考えられる、といった入院加療を要するような緊急事態が発生した際には、アウトリーチに関わっている関連機関が迅速に連携を取り合い、速やかに入院加療が開始できるような地域医療ネットワークを構築しておくことが望ましい。

平日夜間や、週末・祝日に精神科救急対応を行っている医療機関の多くは、国や各自治体から委託を受けた日本精神科病院協会に所属する精神科病院である。各都道府県の精神保健福祉センターなどが窓口となり、輪番制をとっている精神科病院と連携して、精神科救急医療を提供するといった体制が整備されている。この精神科救急システムと精神科アウトリーチを提供している医療機関とのネットワークをあらかじめ構築しておき、緊急症例への対応がスムーズにできる体制を作っておくことは重要である。

精神科アウトリーチでは、救急医療を要する身体疾患が生じた場合の対応策についても、関連機関との間で前もって協議を行っておくことが望ましい。たとえば、向精神薬による薬物療法中に起こる可能性のある、悪性症候群・横紋筋融解症・QT延長症候群・汎血球減少といった疾患は、生命を脅かすような重篤な状態に陥る可能性があり、早期発見、早期治療開始のために迅速な一般救急との連携が必要である。

精神障害者を一般救急で搬送する際に、精神症状ゆえに円滑な搬送コーディネートが行えないケースもしばしばみられる。そのために、各自治体では新たに精神科身体合併症救急システムを構築したり、あるいは救命救急センターに精神科医が常在する体制をとるなどして、精神科身体合併症例に適切な医療提供を可能とする医療環境が整備されるようになってきている。

昭和56年（1981）に全国に先駆けて「精神科患者身体合併症医療事業」を開始した東京では、一般救急システムと精神科救急システムの連携を図るために、平成21年（2009）8月から「救急医療の東京ルール」を導入して、身体合併症受け入れシステムを運営している。従来の医療モデルでは、精神科医療機関で生じた身体疾患合併患者を東京都の精神保健医療課が転院調整の仲介を行い、東京都指定の合併症指定病院に転院させるといったコーディネートを行っていた。しかし平成21年（2009）からは、救急搬送困難事例の多くを占めていると推測される精神疾患患者の身体合併症救急症例に対しては、患者搬送の前に専門家がトリアージを行い[7]、一般救急での搬送か、精神科救急での搬送かについての判断を行うシステムを導入するようになった。しかし、トリアージを行う人材不足の問題もあって、なかなかシステムの拡充には至っていない。

大阪府でも平成27年（2015）から独自の精神科身体合併症支援システムを導入している。一般救急病院で身体疾患の一定処置を終えた精神疾患患者の中で、身体治療終了後に精神科治療が必要になった場合には、合併症後方支援病院（輪番制の精神科単科病院）が一般救急病院に対してコンサルテーションを行って精神科入院対応を行うというシステムである。

このように円滑な医療ネットワークを全国に拡大するには、多くの医療機関にネットワークシステムへの参加を促すような診療報酬上の課題に取り組む必要がある。

総合病院精神科における身体合併症医療の需要の高まりを受け、平成20年（２００８）に、総合病院精神科での精神科救急・合併症入院料が新設された。しかし、加算が可能とされた施設には、救命救急センターを有している施設であること、精神保健指定医が常勤で5名以上いること、隔離室を含む半数以上が個室であることなど、施設認定基準に高いハードルが存在したので、同加算を算定しようとする医療機関はなかなか増加しなかった。そのため、平成26年（２０１４）の診療報酬改定で算定基準の見直しが行われ、精神科単科病院に入院中の身体合併症患者も、精神科救急合併症病棟での治療受け入れが可能となった。今後も、このような診療報酬上での課題が克服されていくことが期待される。

精神障害の理解を深める啓発活動

精神科アウトリーチは当事者が暮らす地域で行われるので、地域住民や当事者に係るすべての人の精神障害に対する理解が進めば、地域生活は安定し、精神科アウトリーチも充実していくことが期待される。そのために、精神障害の理解を深める啓発活動は重要である。

高等学校学習指導要領が改訂されて、令和4年（2022）4月から、保健体育科目で「精神疾患の予防と回復」が扱われることになり、教育現場でも精神障害への理解を深めていこうという取り組みが行われるようになった。このような取り組みが他の世代にも広がっていけば、精神障害を身近な存在として理解できるようになり、「精神障害は誰にでも起こり得るものであり、適切な治療によって障害は回復・軽減していく」という正しい知識を持った地域住民が増加し、精神障害に対するスティグマの改善に繋がることが期待できる。(8)

アウトリーチの提供に携わってはいるものの、普段は精神医療になじみの少ない行政機関、障害福祉サービス事業所、介護保険事業所、教育機関などに所属する職員に対して、精神障害への理解を深めてもらうための学習機会を提供し、研修を実施することも有効である。筆者もかつて勤務した総合病院で、身体科スタッフが持つ精神障害へのスティグマを感じたことは少なくない。身体科治療を行っている医療機関職員と精神科アウトリーチチームが交流の機会を持つことは、精神疾患に対する正しい知識を習得してもらう機会であり、地域での精神医療と身体医療のネットワーク構築の前進につながる。

平成25年（2013）に、がん・脳卒中・急性心筋梗塞・糖尿病と並んで精神疾患が五大疾病の一つに加わってから10年が経過しようとしている。医療従事者だけではなく、介護・福祉関連機関、教育機関、一般企業などあらゆる分野で、精神障害の理解を深める啓発活動がさらに展開していくことが期待される。

エピローグ

研二さんの旅立ち

アウトリーチ支援を続けているうちに，あらためて研二さんの家の経済状況がきわめて深刻な状態にあることがわかり，その対応が急がれた。

まず，本人が当初より何度も口にしていた生活保護の申請を考えたが，所得のある姉との同居なので申請はできないことがわかった。障害年金については，研二さんの年齢や状況から考えて受給されるか否かはとても大きい。そのために受給要件を満たしているかどうかを本人が年金事務所に出向いて確認することになった。しかし，相談員が同行して年金事務所の話を聴いたところ，いくつかの点で受給要件について曖昧な点が指摘された。

障害年金は，症状が出現して初めて医師を受診した日が20歳前（まだ年金制度に加入していない時期）である場合には受給できるが，それには初診日が20歳前であるという事実が求められる。その点についての本人の記憶が曖昧であるために，今後さらに検討することになった。

精神障害者保健福祉手帳は近々交付されることになり，すでに自立支援医療制度が利用できるようになってからは医療費の負担は軽減している。

研二さん自身はすぐにでも働きたいと考えている。本人は，「どこか通えそうなところがあれば教えて欲しい」とハローワークに通っているが，なかなか見つからない。主治医からは，ヘルパー2級の資格を持ち，以前特別養護老人ホームで働いていたことがあるので，介護の場ではどうかと勧めている。

研二さんの働きたいという意欲は強く，電車に乗っての通勤も，他の利用者と一緒の活動もこだわらない，とにかく働きたいということで，近くの地域活動支援センターを紹介した。センターで渡された就労体験の資料を見て、「ものすご～、気に入った！　ぜひ見学に行ってみたいですわ」ということで、センターの計画相談員と一緒にある就労施設へ見学に行くことになった。研二さんはその場で利用者たちと一緒に1時間ばかりお菓子作りの体験に参加した。本人はとても刺激を受けたようで、「すぐにでも有償ボランティアの登録をして、何かをやりたい」という思いが強くなったようだ。

そこで改めて地域活動支援センターと計画相談利用契約を結び、認定調査の申し込みをすることになった。認定調査には2か月ほどかかるようなので、それまで近隣の福祉就労事業所を探すことにして、そのうちに就労継続支援事業B型に通うことが当面の目標となった。

就労継続支援事業B型は、A型と違って雇用契約を結ばずに利用する福祉サービスで、労働時間の縛りが少ないので負担が少なく、障害や体調に合わせて自分のペースでできるというメリットがある。その分賃金は安くなるが、そこからA型へと段階を踏むことが確かな就労への道筋となる。そのうち服薬が順調に続けば外来診療に切り替えて、そこでアウトリーチ支援は終了となる。

そうこうするうちに、ある日突然、父の入所する特別養護老人ホームから、「最近食事の取れない状態が続いており、水分摂取も1日200mlに減ってきている。いつ急変するかわからない」という連絡が入った。

驚いた姉は、何とか研二さんを父親に会わせたいとホームに相談してみたところ、後日姉弟そろってホームを訪ねる手配を取ってくれた。

翌朝、研二さんは相談員と一緒に先日お菓子作りを体験した施設に出かけ、これからのボランティア活動について話している最中に、姉から相談員に電話が入った。

「今、特別養護老人ホームから連絡が来て、先ほどお父ちゃんの呼吸が止まったんやて。今、心臓のマッサージをしてもろてるところらしいねん。すぐに研二に来るように言うて欲しい」という知らせだった。動揺した研二さんは、相談員に連れられて慌ててホームに向かった。

数か月ぶりに会った父の姿に驚いた研二さんに、言葉はなかった。父はとても穏やかな顔でベッドに横たわっていた。父の側で号泣している姉の横に立ち、父の手を握って離さず、ボロボロ涙を流しながら下を向いたまま、いつまでも肩を震わせていた。

Mさん、主治医、看護師、相談員らアウトリーチのメンバーが参列しての葬儀は簡素ではあったが、研二さんは今まで見たことのないようなまっすぐに背筋を伸ばした姿勢で、姉に代わってみんなに立派な挨拶をしてくれた。葬儀が終わると、もう夕暮れ近くになっていた。最寄り駅までの帰り道を、みんな重い足取りでとぼとぼ歩きながら、それぞれに研二さんと共に過ごしたこの2年余りの歳月のことを思い出していた。いろんなことがたくさんあったけれど、今一番に思い出すのは、初めて研二さんに会った時のこと、そして研二さん姉弟が楽しそうに笑顔で冗談を言いながらベッドに寝ている父親の介護をしている光景である。きっと今頃は、ひっそりと静まり返った家で、研二さんと姉は二人して夕餉の食卓に向かっていることだろう。

「姉ちゃん、とうとう二人になってしもうたなぁ」
「あ、あぁ」
「今頃お父ちゃん、お母ちゃんに会うてるかなぁ」

「そやなぁ」
「きっと会うてるわ」
「本当やな」
「きっとそう思うわ」
「うん」

そんな二人の会話が聞こえてくるような気がした。

おわりに

本書の著作を思い立ったのは二年ほど前のことである。もともと非力である上に、日々の臨床業務や教育、それに育児や家事の手伝いといったもろもろの雑事に追われた合間での作業は、想像以上に厳しいものであった。途中幾度となく断念の思いが頭を過ったが、たとえ未熟なものとはいえ何とか形にすることができてほっとしている。

元来、一つ事に集中して何かを成し遂げることをもっとも苦手とする者が、何とかここまでやって来られたのは、「はじめに」で述べたように、「精神科アウトリーチ」を多くの人に知ってもらいたい、精神科アウトリーチを精神医療の中心にした医療体制を全国に遍く展開したいという思いであった。そのために、書棚の片隅に追いやられていた学生時代の教科書を取り出して、次々と手当たり次第に膨大な文献を読み漁りながら、これまでのさまざまな場での臨床経験を思い浮かべ、時に先輩諸氏に教えを請い、孤立無援に過ごしておられるご家族の声に励まされての作業は、今ではまたとない貴重な機会を得られたように感じる。臨床経験の大切さをあらためて実感できたことも本書作成による大きな収穫の一つであった。臨床や研究の経験から、精神医療にとって重要だと感じていたことを、書物を通じて多くの人に知ってもらいたいという感情が生まれたのも初めてのことであった。そういった意味で、精神医療を通じて係り合うことのできたすべての方々に、あらためて深く感謝を申し上げたい。

これまでも自分なりに全力で診療に当たってきたつもりではあるが、その甲斐なく、症状が改善せず辛い思いをさせてしまった方も少なからず存在する。身近な人が精神疾患に罹患し、自死を目の当たりにしてきた苦い経験もある。こうした人を一人でも少なくするために何ができるのかという思いを抱くうちに、精神科アウトリーチに出会った。精神科在宅医療の現場で、アウトリーチ支援を受けることで人生が大きく好転していく人が少なからずいることを知り、精神科アウトリーチこそが地域生活中心の精神医療を推進させる可能性があると体感するようになった。

本書を手にして下さった皆さまが、とりわけ精神医療に携わっておられる方々のみならず、医療・保健・福祉領域に関心を持っておられる学生や一般の皆さま、精神疾患を持つ人を支える地域住民の皆さまが、本書を通じて精神科アウトリーチについての理解を深めていただけることを願って止まない。

なお、本書は広い領域を扱ったので、やむ無く割愛せざるを得なかったことが少なからずあった。その一方、昨今の医学の進歩には目を見張るものがあって、本書脱稿直前にも新しい認知症薬についての報道があり、急遽それについて触れることにした。読者の皆さまがそれぞれに、割愛した中で特に関心のある部分があればそれを加え、今後目にする新しい知見を補充して、独自の「精神科アウトリーチ」を完成させていただければ、望外の喜びである。

最後に、いつも励まし導いてくれた父に心より感謝を。

注　釈

精神科アウトリーチ

心の病に寄り添い、地域で暮らす

プロローグ

（1）統合失調症の病型の一つ。多くは青年期に発病し、感情・意欲の鈍麻、自閉傾向などの陰性症状が前景に立ち、幻覚・妄想などの陽性症状はないか、断片的である。
（2）副作用の錐体外路症状（手が震える、体が硬くなるなど）が少なく、陰性症状（感情の平板化、思考の貧困、意欲の欠如など）に対する効果は定型抗精神病薬よりも高い。
（3）介護・医療・保健・福祉などの側面から高齢者を支える総合相談窓口。各中学校区に一つ置かれている。
（4）介護支援相談員のこと。介護保険サービスが受けられるようにケアプラン（介護計画）を立て、介護事業者との調整を行う。地域包括支援センターには常置されている。
（5）精神科ソーシャルワーカー（ＰＳＷ）のこと。精神障害者の社会復帰のために、助言・サポートする国家資格。
（6）会議、協議のこと。医療現場では、カンファレンスで各担当者が患者情報を報告・協議しながら、より良い医療ケアを提供する。
（7）脈拍・血圧・呼吸・体温などのバイタルサインを測定して、身体がどのような状態なのかを判断する。
（8）rapport（仏語）。疎通性。医師と患者の間で、互いに信頼し合い、安心して感情の交流を行うことができる関係が成立している状態。
（9）心身の障害に対する医療費公費負担制度。患者負担が過大なものにならないように負担上限額が設定される。
（10）自分が病気であるという自覚。病的な状態にある人が、自分が病気だと認めているとき「病識がある」という。
（11）1級～3級までの等級があり、それに応じて税の控除・減免などの支援が受けられる。
（12）病気やケガによって障害が残った場合に受け取れる年金。年金未加入であっても、初診日が20歳未満であれば支給される。
（13）訪問看護を行う看護師・保健師・理学療法士などが所属する事業所。自宅や施設に出向いて状態観察や医療的ケアなどのサービスを行う。
（14）精神科病院への入院形態の一つ。医療および保護のために入院の必要があるが、自ら同意して入院する状態にない場合は、家族等のうちいずれかの者の同意と指定医の診察で入院ができる。
(15)気分や情動の変化などによって生じる激しい運動心迫のこと。著しい不安や内的不穏の感情を伴う。
(16)障害者総合支援法における就労支援事業の一つ。A型とB型がある。
(17)筋肉内注射で投与する抗精神病薬。数週間に一度の投与で薬剤の有効血中濃度が保たれ、効果が持続するために、内服継続が難しい患者の症状再発の抑制を可能にする。

第一章

(1)蜀・魏・呉の三国が群雄割拠していた三国時代（180年~280年頃）の歴史を述べた書。著者は陳寿。
(2)対人交渉を避け、願望や苦悩を抱いたまま、自分だけの世界に閉じこもる状態。「現実との生ける接触の喪失」（ミンコフスキー）。
(3)実在しない対象を存在するかのように知覚することを幻覚というが、幻聴は聴覚に起こる幻覚。
(4)不合理な、あり得ないことを事実と確信して、誤りを指摘されても訂正できない状態。
(5)身体から血液を排出することで症状の改善をはかる治療法の一つ。
(6)神聖ローマ帝国皇帝ヨーゼフ2世により、1784年にウィーンに建てられた世界初の精神病院。
(7)精神科病院への入院形態の一つ。自傷他害の恐れがあり、しかもこれを認識して自ら医療に頼ることが困難な場合は、都道府県知事の権限と責任において精神科病院に強制入院させることができる。
(8)精神科通院医療費の一部を公費負担する制度であったが平成17年に廃止され、自立支援医療制度に移行された。
(9)精神科病院への入院形態の一つ。本人の同意に基づいた入院。
(10)精神医療では本人の意思によらない入院や行動制限を行う必要がある。そのため、一定の実務経験を有し、研修を終了した医師から厚生労働大臣が精神保健指定医を指定し、これら業務を行わせる。
(11)平成14年から「統合失調症」という病名に改称された。
(12)平成10年（1998）に法改正され、現在では「知的障害」と改称されている。

第二章

（1）米国第35代大統領ジョン・F・ケネディによって1963年に発表された、精神病および精神薄弱に関する大統領教書。

（2）施設に収容されていた精神障害者および知的障害者を施設から解放し、個々のニーズにあったサービスを提供しながら地域での生活を支えようとする政策。

（3）1990年に制定された連邦法で、障害者の差別禁止、および障害者が他者と同じく米国での生活を営むことができる機会を保証している。ADA法とも呼ばれる。

（4）ナチスドイツ占領下のデンマークで組織されたレジスタンス運動。

（5）Ronald Mace。米国の建築家、プロダクトデザイナー、教育者、コンサルタント。ユニバーサルデザインという言葉を造語した。

第三章

（1）明治9年（1876）、福島県耶麻郡三ツ和村（現猪苗代町）に生まれる。1歳のときに囲炉裏に落ちて左手に大火傷を負う。小学校卒業後上京し、21歳で医師免許取得。その後渡米、ペンシルベニア大学医学部助手を経てロックフェラー医学研究所に移籍、大正2年（1913）、梅毒スピロヘータと進行麻痺の関連を明らかにしてノーベル賞候補となる。黄熱病研究中に自ら黄熱病に罹患し、昭和3年（1928）、51歳で死去。

（2）1928年に英国のフレミングによって発見された抗生物質。抗菌薬の分類上ではβ-ラクタム系抗生物質に分類される。フレミングはこの功績によりノーベル生理学・医学賞を受賞。

（3）1885-1978。慶應義塾大学、九州大学、鳥取大学で教授を歴任。躁うつ病の持続睡眠療法やうつ病の病前性格「執着気質」などで国内外にその名を知られた。

（4）脳の前頭前野の腹側表面部位のことを指し、意思決定に重要な役割を果たす。

第四章

（1）ストレス刺激（ストレッサー）が持続的に身体に加わると、一連の非特異的な定型的な反応が起こるという学説。セリエはストレスを受けてからの時間経過とストレス適応状態によって、「警告反応期」「抵抗期」「疲憊期」の３つの時期に分けた。

（2）自律神経への過剰刺激によって起こされた全身諸臓器の障害。細菌毒素、物理的刺激、アレルギー反応などが刺激因子となる。レイリー現象とも呼ばれる。

（3）抗精神病薬や抗うつ薬の長期連用によるドーパミンの過剰な遮断によって出現する症状。運動減退（固縮・無動など）と運動過剰（振戦・ジストニアなど）がある。

（4）統合失調症の主要症状の一つ。感情の平板化、意欲の欠如、自閉など。

（5）医薬品の服用法が正しく守られていることを「コンプライアンスが良好である」という。医師・看護師などの医療従事者による指導や説明が重要である。

（6）ドーパミン、ノルアドレナリン、アドレナリン、セロトニン、ヒスタミンなどの神経伝達物質の総称。

（7）脳内の神経伝達物質の一つで、ドーパミン、ノルアドレナリンを制御し、精神を安定させる働きを持つ。

（8）ストレスを感じたときに交感神経の神経伝達物質として放出される。ノルアドレナリンが放出されると、交感神経の活動が高まり、血圧上昇などをきたす。

（9）アセチルコリンの作用を遮断する薬の働きのこと。アセチルコリンは神経伝達物質の一つで、記憶や学習に関係している。血管、泌尿器、消化管の調節にも関わっており、抗コリン作用を持つ薬はこれら臓器の正常な機能を乱す可能性がある。

（10）アレルギー症状を引き起こすヒスタミンの作用を抑えることで、アレルギー症状を改善する働きのこと。

（11）止めたくても止められない状態。アルコールなどの特定物質の摂取を繰り返すと、以前と同じ量や回数では満足できなくなり（耐性）、使い続けなければ気が済まなくなって自分でコントロールできなくなってしまう。

（12）特定の物質（アルコールや薬物など）を反復使用すると耐性が生じ、物質の使用量が増加する。

(13) 統合失調症の症状と気分障害（うつ病や双極性障害）の症状の両方がみられる疾患。
(14) 心臓の右室と右房の間にある三尖弁の形成異常を来す先天性心疾患の一つ。
(15) 認知症の症状には、認知機能障害、記憶障害などの中核症状と、不安、抑うつ、幻覚・妄想、徘徊、暴言といった随伴的な周辺症状がある。認知症の介護、治療では、中核症状よりもむしろ周辺症状が問題になり、関係者を悩ます。
(16) 体内で生成されたアンモニアを分解できず、血液中にアンモニアが蓄積されてしまう病態。意識障害を引き起こすこともある。
(17) 先天的な脊椎形成不全の一つで、脊髄神経が椎骨の外に出て脊髄機能が障害を受ける。
(18) 胎生期の組織欠損または癒合不全により、口唇や口蓋に裂を認める疾患。
(19) 高熱などの症状を伴い、口唇・口腔、眼を含む全身に、紅斑、水疱、びらんが出現する重篤な皮膚疾患。
(20) 中毒性表皮壊死融解症と同じ症状を呈し、びらんや水疱などの面積が全体表面積の10％未満の場合をいう。
(21) 脳内で作られるタンパク質の一種。通常はゴミとして分解、排出されるが、アミロイドβ同士がくっついてアミロイド斑（老人斑）ができると神経細胞が死滅して脳が萎縮し、アルツハイマー型認知症が進行する。
(22) 中枢神経系および末梢神経系の神経細胞やグリア細胞に発現しているタンパク質。微小管結合タンパク質の1つで、微小管の重合や安定化を調節している。タウタンパク質の異常によって、アルツハイマー型認知症などの神経変性疾患が引き起こされると考えられている。
(23) アセチルコリンエステラーゼの活性を阻害することで、神経末端のアセチルコリンの濃度を上昇させ、副交感神経を興奮させる薬剤。アルツハイマー型認知症やレビー小体型認知症の治療薬として使用されている。
(24) アルツハイマー型認知症では、神経伝達物質のグルタミン酸が過剰に放出されて脳内のＮＭＤＡ受容体が過剰に活性化し、そのために障害や学習や記憶障害が出現すると考えられている。ＮＭＤＡ受容体拮抗薬は、ＮＭＤＡ受容体に作用して過剰な活性を抑える働きを持つ。
(25) 脳に蓄積したアミロイドβの毒性で神経細胞が死滅して脳が萎縮し、認知症を発症するという病態仮説。
(26) monoclonal antibody. 単一の抗体産生細胞をクローニングして作られた抗体のこと。

（27）脳内アミロイドβ蓄積を減少させるアルツハイマー型認知症に対する疾患修飾薬。

（28）抗体を利用した医薬品のこと。近年は、がん細胞などの細胞表面の目印となる抗原を選択的に認識し、高い治療効果と副作用軽減が期待される新薬の開発も進んでいる。

（29）「感染症学の巨星」とも呼ばれる微生物学者。１８８９年に世界で初めて破傷風菌の純粋培養に成功。１８９０年には破傷風菌の毒素を中和する抗体を発見し、血清療法を開発した。ベーリングと連名で論文『動物におけるジフテリアと破傷風の血清療法について』を発表。１８９２年に私立伝染病研究所（現在の東京大学医科学研究所の前身）を設立した。

（30）人工的に作られたポリクローナル抗体（人や動物）を含む血清（抗毒素・抗血清）を投与して行う治療。１８８９年に、北里柴三郎が破傷風を治療する免疫血清を作り上げたのが最初とされている。

（31）臓器移植を行った1週間より3か月位後に起こる一連の生体反応のこと。拒絶反応の予防のために、免疫抑制剤の投与が通常行われる。

（32）免疫反応において中心的な役割を果たす細胞の働きや増殖などを抑え、免疫作用を抑制する薬。多くは治療対象以外にも非選択的に作用してしまうために免疫系が正常に機能しなくなるなどの副作用が起こる可能性がある。

（33）遺伝子機能や疾患への影響を研究する目的で使用される、ゲノムが改変されたマウスの総称。

（34）病原菌やワクチンなどの抗原が体内に入ることによって、体内で抗体が作られる免疫。

第五章

（1）リチャード・ミルハウス・ニクソン（Nixon RM 1913–1994）。下院議員、上院議員を経て１９５３年にアイゼンハワー政権の副大統領に就任。１９６０年の大統領選でケネディに敗れるが、１９６８年大統領選に当選して第37代大統領に就任する。ベトナム戦争からの完全撤退、ソ連とのデタント（緊張緩和）を実現。１９６８年に再選を目指したが、再選後の１９７４年にウォーターゲート事件で大統領を辞職する。

（2）１９６２年10月～11月にかけて、旧ソ連のキューバにおける核ミサイル基地建設が発覚する。米国がカリブ海でキューバの海上を封鎖したため米ソ間の緊張が高まり、核戦争寸前にまで達した一連の出来事。
（3）1961年に在米亡命キューバ人部隊が米国の支援の下にキューバに侵攻してカストロ政権打倒を試みた事件。亡命キューバ人部隊が最初に上陸した場所、ピッグス湾の名に由来している。
（4）1950年〜1960年にアフリカ系アメリカ人によって展開された、差別撤廃、法の下の平等、市民としての自由と権利を求める社会運動。
（5）欧米の呼び方で、日本での明確な定義はないが、介護だけでなく、看護師を中心とした医療提供や看取りを行う老人ホームを指す。
（6）1954年5月に米国連邦最高裁判所が下した、人種の分離や隔離を非とする人種隔離違憲判決。公民権運動はこの判決をもとに前進した。
（7）1959年12月に、アラバマ州モンゴメリーで、黒人のローザ・パークスがバス内で白人に席を譲らなかったために逮捕された事件。この事件をきっかけに公民権運動が全米に広がった。
（8）マーティン・ルーサー・キング・ジュニア（Martin Luther King Jr. 1929–1968）。プロテスタント派牧師。モンゴメリー・バス・ボイコット事件運動の先頭に立ち、非暴力主義を貫き公民権運動の指導者となった。リンカーンの奴隷解放宣言100年記念集会（1963年8月28日）での演説〝I Have a Dream〟は有名。1964年ノーベル平和賞受賞。1968年メンフィスで暗殺される。享年39歳。

第六章

（1）1931–1984。小説家、劇作家、演出家。歴史、芸能、社会問題など幅広いテーマで多くのベストセラー小説を発表した。代表作は「紀ノ川」「華岡青洲の妻」など。
（2）ストレス状況を定期的に検査して自らのストレス状況の気づきを促し、メンタルヘルス不調の改善を目的とする。平成27年12月に施行された。
（3）幼少期から脳内の情報処理や制御に偏りが生じ、そのために日常生活に困難を来している状態。自閉スペクトラム症

（ＡＳＤ）、注意欠如・多動症（ＡＤＨＤ）、学習障害（ＬＤ）、コミュニケーション障害、発達性協調運動障害、チック症に分類される（精神疾患の診断・統計マニュアル 第5版）。

（4）Quality Of Life。ある人がどれだけ人間らしい生活や自分らしい生活を送り、人生に幸福を見出しているかということを尺度としてとらえる概念。

（5）入院治療が終わっても家族や福祉施設などの受け入れ先がないために退院できず、入院を続けること。

（6）精神保健福祉法により、精神障害者の福祉の増進を図るために都道府県（政令指定都市）に設置された機関。

（7）同じような課題に直面する人同士が互いに支えあうこと。

（8）ＩＣＤ–10精神および行動の障害、臨床記述と診断ガイドライン。International Statistical Classification of Diseases and Related Health Problems（疾病および関連保健問題の国際統計分類）。

（9）Assessment。客観的に評価・査定すること。

第七章

（1）白血球の中の細菌を殺す働きをする好中球が著しく減少し、細菌に対する抵抗力が弱くなってしまう症状。医薬品によって引き起こされる場合もある。

（2）空腹時の血糖値が正常値と異常値（糖尿病と判断される値）の間にある状態。放置すると糖尿病になる確率が高まる。

（3）慢性的な栄養不良状態が続き高度の低栄養状態にある患者に、いきなり十分量の栄養補給を行うことによって発症する代謝性の合併症。

第八章

（1）行動、言動、感情をその場の状況に合わせてコントロールできなくなる高次脳機能障害の一つ。外見からは判断しにくいために、社会生活において問題が生じることがある。

（2）体外受精などの不妊治療のこと。

（3）出産前後に発症するうつ病。出産と同時に女性ホルモンが低下し、それに子育てなどのストレスが加わるために起こる。かつては産褥うつ病などと呼ばれていた。妊婦の15％近くに生じる可能性がある。
（4）ＦＤＡ（Food and Drug Administration）。食品、医薬品などを取り締まる米国の政府機関。
（5）抗精神病薬の服用で起こる重篤な副作用で、発熱・意識障害などを主症状とし、治療を行わなければ死に至る可能性もある。
（6）筋肉を作っている骨格筋（横紋筋）に壊死や融解が起こり、筋肉の成分が血液中に流失してしまう病気。
（7）心電図で、Ｑ波（心臓が収縮し始めたときに出る）が出始めてからＴ波（心臓が弛緩したときに出る）が終わるまでの時間（ＱＴ時間）が長くなった状態。心室細動などの危険な不整脈が起こりやすくなる。
（8）血球成分のすべて（赤血球、白血球、血小板）が減少した状態。
（9）注意、認知、意識レベルが急性かつ一過性に障害される状態。時間や場所がわからなくなる見当識障害、幻覚・妄想などで始まる場合が多い。認知症、薬、身体疾患などさまざまな原因で起こる。

第九章

（1）Organization for Economic Co-operation and Development（経済協力開発機構）。ヨーロッパ諸国を中心に日・米を含めた38か国の先進国が加盟する国際機関。
（2）ＷＨＯ加盟１７１か国のメンタルヘルスに関するデータをまとめたもので、３年毎に発行される。
（3）１９７８年5月13日にイタリアで公布された世界最初の精神科病院廃絶法。精神科病院の新設、すでにある精神科病院への新規入院の禁止などを唱えた精神科医フランコ・バザリアの名に因む。
（4）移動、排せつ、食事、更衣、洗面などの日常生活動作（Activities of Daily Living）のこと。
（5）地域社会の中で、ケアや援助を必要とする人々が尊厳ある自立した生活を送れるようにサポートすること。
（6）精神科治療の一形態。昼間、病院で作業療法などの医療を受けて、夜は自宅で過ごすこと。
（7）Co-production。１９７０年代に行政学者であるVincent Ostromが提唱した概念。利用者と専門職とが協働して公共的なサービスを作っていくこと。
(8) がん患者やその家族が、互いに不安や悩みを話し合い、専門家によるレクチャーの受講などを通して交流を行う場。
(9) 認知症患者やその家族が、当事者同士や専門職スタッフと交流を行う場。1997年にオランダでアルツハイマーカフェとして始まったと言われており、2012年にわが国に紹介された。
(10) 乳児期から施設で育てられた子どもに起こりやすい症候群。成人の精神障害者でも、長期間の入院生活が続くと正常な社会的対人接触が欠如し、働かなくとも衣食住が保証される状況が加わって、意欲低下、依存傾向、退行現象などが起こる。

第十章

(1) 「認知症の人の意思が尊重され、できる限り住み慣れた地域の良い環境の中で、自分らしい暮らしを続けることができる社会の実現」を目的に、2015年に策定された「認知症施策推進総合戦略」のこと。
(2) インスリンを出す膵臓の細胞（β細胞）が破壊されてインスリンが出なくなり、血糖値が上昇してしまう病気。糖尿病の5％を占めている。
(3) ゲームやインターネットに没頭して、人間関係や健康面に問題が生じてもコントロールできずにいる状態。
(4) 意識混濁、錯覚・幻覚、精神運動不穏などが見られるせん妄が、夕方から夜にかけて出現する状態のこと。
(5) 脳外傷や脳血管障害などで脳が部分的に損傷されたために起こる障害。注意障害、記憶障害、遂行機能障害などの症状がある。
(6) 「リエゾン」は連携、「コンサルテーション」は相談の意。たとえば、あらかじめ精神科医が外科診療チームに加わって、精神医学的側面からがん患者の不安に対処するようなこと。
(7) 災害時や事故などで大量の負傷者を治療する際に、治療の優先順位を設定すること。
(8) 日本語の「差別」「偏見」に該当する。たとえば、精神疾患に対して否定的な意味づけがなされて、不当な扱いを受けること。

参考文献

赤沼のぞみ：ロンドンにおける精神科アウトリーチ．精神科臨床サービス，18：248‐254，2018．

石田悟：向精神薬を科学する：「非定型」抗精神病薬の神話終焉と人薬（ひとぐすり）について（その3）．新しい薬学をめざして，45：119‐127，2016．

一瀬邦弘：昨今のECT事情．精神神経学雑誌，111：1467，2009．

伊藤弘人：身体疾患を持った精神疾患患者は最終的に何科で診るべきか：複合疾患管理入門．精神保健研究，62：91‐96，2016．

医薬品医療機器総合機構：クロザリル錠インタビューフォーム，2021年6月改訂（第16版）

岩上優美，西大明美：精神保健における地域医療ネットワークの変遷と現状．東京医療保健大学紀要，7（1）：47‐52，2011．

岩上洋一：精神障害にも対応した地域包括ケアシステムの取組の推進に向けて：本事業の方向性及び今年度の着地点の確認．平成30年度精神障害にも対応した地域包括システム構築支援事業，第2回AD合同会議資料5，平成30年10月15日．

羽藤邦利：Mental Health Atlas（WHO）．精神神経学雑誌，116（4）：267，2014．

近江翼：総合病院精神科アウトリーチの展望（1）：アウトリーチ誕生の歴史的背景を問う．総合病院精神医学，33（4）：452‐456，2021．

近江翼：総合病院精神科アウトリーチの展望（2）：難治性精神疾患への対応．総合病院精神医学，34（1）：75‐80，2022．

近江翼：総合病院精神科アウトリーチの展望（3）：総合病院精神科再生の道．総合病院精神医学，34（2）：185‐191，2022．

近江翼：総合病院精神科小考．埼玉大学紀要，55（1）：15‐32，2019．

近江翼：認知症展望．埼玉大学紀要，56（1）：13–34，２０２０．
大熊輝雄：現代臨床精神医学．金原出版，東京，２０１０．
小川朝生，佐々木千幸：ＤＥＬＴＡプログラムによるせん妄対策：多職種で取り組む予防，対応，情報共有．医学書院，東京，２０１９．
奥村正紀，鮫島達夫，粟田主一ら：電気けいれん療法（ＥＣＴ）のわが国での現況：全国実態調査の結果から総合病院精神科に求められること．総合病院精神医学，22（2）：１０５–１１８，２０１０．
木村真理子：ケースマネジメントや資源の連結・調整の支援を提供する利用者組織ＳＯＡＲ（ソア）．ＯＴジャーナル，35（1）：52–53，２００１．
クロザリル適正使用委員会：クロザリル患者モニタリングサービス（ＣＰＭＳ）運用手順第5.0版．ＣＰＭＳニュースVol. 13，２０１３．
クロザリル適正使用委員会：都道府県別ＣＰＭＳ登録医療機関（http://www.clozaril－tekisei.jp/）
桑原達郎：有床総合病院精神科の今後と役割：主として身体合併症救急について．第6回webセミナー「精神科医療における身体合併症の対応策と医療連携のあり方」，沢井製薬株式会社（主催），２０１６年9月．
厚生労働省：最近の精神保健医療福祉施策の動向について．第1回精神保健福祉士の養成の在り方等に関する検討会，平成30年12月18日資料2．
厚生労働省：精神疾患にかかる社会的コストと保健医療福祉提供体制の国際比較に関する調査．ＰｗＣコンサルティング合同会社（令和4年3月），令和3年度障害者総合福祉推進事業．
厚生労働省社会・援護局障害保健福祉部精神・障害保健課：医療計画（精神障害）について．資料Ａ3．
厚生労働省社会・援護局障害保健福祉部精神・障害保健課：「精神障害にも対応した地域包括ケアシステム構築のための手引き」について．社会保障審議会障害者部会，第94回（令和1年6月24日），資料11．
厚生労働省精神保健福祉対策本部：精神保健医療福祉の改革ビジョン．平成16年9月．
厚生労働省社会・援護局障害保健福祉部精神・障害保健課：「精神障害者アウトリーチ推進事業の手引き」．平成23年4月．

厚生労働省保険局医療課：令和２年度診療報酬改定の概要（精神医療）．令和２年３月５日．
厚生労働省：「精神保健医療福祉に関する資料（６３０調査）」．
厚生労働省：平成25年度障害者総合福祉推進事業・精神病床に入院している難治性患者の地域移行の推進に向けた支援の在り方に関する実態調査について．全国自治体病院協議会，平成26年３月．
厚生労働省：重篤副作用疾患別マニュアル：無顆粒球症（無顆粒球症、好中球減少症）．平成19年６月．
厚生労働省医薬・生活衛生局：クロザピンに係る血液モニタリング及び再投与について．医薬品・医療機器等安全性情報，No.３８４，２０２１年７月．
厚生労働省：第７次医療計画の指標に係る現状について．令和４年２月３日．
厚生労働省：精神保健医療福祉政策の動向と精神障害にも対応した地域包括ケアシステム．
厚生労働省：中央社会保険医療協議会総会（第４３４回）議事録．２０１９年11月20日．
厚生労働省：合併症への対応・総合病院精神科のあり方について．第17回今後の精神保健医療福祉の在り方等に関する検討会資料１，平成21年５月21日．
厚生労働省：諸外国の精神保健医療福祉の動向．第５回今後の精神保健医療福祉の在り方等に関する検討会資料２，平成20年６月25日．
厚生労働省：「ワーキング・セッションⅡ：精神障害者・医療ケアを必要とする重度障害者等の地域移行の支援など」資料３，平成27年６月１日．
厚生労働省：令和４年精神保健及び精神障害者福祉に関する法律の一部改正について，令和５年４月１日．
国立研究開発法人科学技術振興機構 研究開発戦略センターホームページ：二つの新たなドイツ保健研究センターがスタート（Startschuss für zwei neue Deutsche Zentren der Gesundheitsforschung）（https://crds.jst.go.jp/dw/20181015/2018101517024/）
国立長寿医療研究センター：あたまとからだを元気にするＭＣＩハンドブック．令和４年８月31日．
小林司：日本における精神衛生運動のあゆみ．精神衛生，１００：５，１９６６．

埼玉県議会公明党議員団：精神障害者福祉型訪問支援強化モデル事業について．２０２０年9月質問・答弁．
埼玉県福祉部障害者福祉推進課：第5期埼玉県障害者支援計画．平成30年3月．
埼玉県福祉部障害者福祉推進課：第6期埼玉県障害者支援計画（令和3年度〜令和5年度）．令和3年3月．
佐藤茂樹：精神科救急・合併症入院料制定の意義と課題．総合病院精神医学，25（４）：３４６-３５３，２０１３．
サラ・スワンソン，デボラ・ベッカー（林輝男訳）：ＩＰＳ就労支援プログラム導入ガイド．星和書店，東京，２０１７．
時事ドットコムニュース：エーザイのアルツハイマー新薬，薬価焦点 来月以降議論－政府．２０２３年8月22日．
下平美智代，山口創生，伊藤順一郎：日本における精神障害者に地域生活支援：千葉県市川市の取り組み．海外社会保障研究，１８２：4-15，２０１３．
助川征雄：イギリス・ケンブリッジ州における精神障害者支援に関する経年的研究（１）．聖学院大学論叢，21（３）：２０１-２１６，２００８．
鈴木道雄：電気けいれん療法の歴史と今後．精神神経学雑誌，１１７（2）：77，２０１５．
鈴木良：知的障害者の脱施設化／地域移行政策の成果に関わる評価研究：海外と日本の論文を比較して．社会福祉学，53（４）：１３７-１４９，２０１３．
曽和信一：ノーマライゼーションと社会的・教育的インクルージョン．阿吽社，京都，２０１０．
竹島正：各国の自殺対策．e-ヘルスネット，生活習慣病予防のための健康情報サイト，厚生労働省（https://www.e-healthnet.mhlw.go.jp/information/heart/k-07-001.html）
竹田省：妊産婦死亡〝ゼロ〟への挑戦．日本産科婦人科学会雑誌，68（9）：１８１５-１８２２，２０１６．
武田雅俊：抗認知症薬開発の歴史と展望．老年精神医学雑誌，30（6）：５９７-６０９，２０１９．
寺嶋正吾：地域精神医学の理念．月刊福祉，54（6）：27，１９７１．
得津馨：精神障害者にも対応した地域包括ケアシステムの構築とアウトリーチ支援に係る事業の取り組み．みんなねっとフォーラム２０１８，２０１９年3月1日．
内閣府：平成19年度版自殺対策白書，２００８．

中園康夫：ノーマリライゼーションの原理の起源とその発展について：特に初期の理念形成を中心として，社会福祉学，22：89-111，1981．
日本医師会：精神保健委員会（プロジェクト）答申．2016年5月．
日本経済新聞社：エーザイの認知症新薬「レカネマブ」承認へ厚労省部会が了承．日本経済新聞，令和5年8月21日．
日本産科婦人科学会：日本婦人科医会：産婦人科診療ガイドライン―産科編2017．
日本循環器学会：循環器病の診断と治療に関するガイドライン（2008年度合同研究班報告）：急性および慢性心筋炎の診断・治療に関するガイドライン（2009年改訂版）．
日本精神科病院協会：精神病床で身体合併症管理を必要とする入院患者に対する取り組みの実態調査報告書，令和3年3月．
日本精神神経学会・日本婦人科医会：精神疾患を合併した，或いは合併の可能性のある妊産婦の診療ガイド．2020年5月．
日本精神神経学会精神衛生法改正対策委員会・日本精神衛生会訳：精神病・精神薄弱に関するケネディ大統領教書，1963年2月5日．
日本総合病院精神医学会医療問題委員会：2008年総合病院精神科基礎調査からみた総合病院精神科の現状．総合病院精神医学会，22（1）：55-64，2010．
日本総合病院精神医学会医療問題委員会：2010年総合病院基礎調査からみた総合病院精神科の現状．総合病院精神医学会，24（1）：59-70，2012．
橋本明：戦後ドイツにおける精神医療の展開：精神医療改革とその後．季刊・社会保障研究，29（2）：175-185，1993．
八田耕太郎，小林孝文，黒澤尚：身体合併症医療の実態と展望：東京都における前向き全数調査から．神経精神学雑誌，112（10）：973-979，2010．
花村春樹訳：「ノーマリゼーションの父」N・E・バンク-ミケルセン：その生涯と思想．ミネルヴァ書房，京都，1998．

久永文恵：リカヴァリィを支援するクラブハウス：米国マディソンモデルの中のヤハラハウス．精神障害とリハビリテーション，６（２）：１３８－１４３，２００２．
福井貞亮：精神障害者地域生活支援の国際比較：アメリカ合衆国．海外社会保障研究，１８２：41-52，２０１３．
藤井千代：アウトリーチのエビデンスと質評価．精神科治療学，36（４）：４０５－４１１，２０２１．
藤原修一郎：総合病院精神科再生は可能か?．精神神経学雑誌，１１０（11）：１０８２－１０８９，２００８．
古川達雄：リチウムの中枢作用機序：アミン代謝．精神医学，24（２）：２１１－２２１，１９８２．
松下正明ほか：精神医療の歴史（臨床精神医学講座 Ｓ１巻 全集叢書．中山書店，東京，１９９９．
松永力：精神科医の立場からみた精神科身体合併症医療．第69回国立総合病院医学会，平成27年10月３日．
三野宏治：日本の精神医療保険関係者の脱病院観についての考察．Core Ethics，６：４１３－４２３，２０１０．
三野宏治：アメリカにおける脱入院化：ケネディ教書以前とその後．第７回社会福祉学会，２００９年６月７日．
柳澤雄太：精神科救急・急性期医療における地域移行．ＩＲＹＯ，73（７）：３７６－３８０，２０１９．
Becker DR, Drake RE：A Working Life For People with Severe Mental Illness（2003）．堀宏隆監訳：精神障害をもつ人たちのワーキングライフ　ＩＰＳ：チームアプローチに基づく援助つき雇用ガイド．金剛出版，東京，２００４．
Ciardiello JA and Bell MD：Vocational Rehabilitation of Persons with Prolonged Psychiatric Disorders The Johns Hopkins University Press, 1988.
Christensen J, Grønborg TK, Sørensen MJ, et al.：Prenatal valproate exposure and risk of autism spectrum disorders and childhood autism. JAMA, 309（16）：1696–703, 2013.
CNBC：Biogen stock falls after FDA calls for federal investigation into Alzheimer's drug approval, 9th July 2021.
Hatton C and Emerson E：Residential Provision' for people with learning disabilities：A research review. Hester Adrian Research Centre, University of Manchester, 1996.
ICER：ICER Issues Statement on the FDA's Approval of Aducanumab for Alzheimer's Disease, 11th June 2021.
Puntis S, Minichino A, De Crescenzo F, et al.：Specialised early intervention teams for recent－onset psychosis.

Cochrane Database of Systematic Reviews, 11：CD013288, 2020.
Stancliffe RJ and Lakin KC：Analysis of Expenditures and Outcomes of Residential Alternatives for Persons with Developmental Disabilities. AJMR, 102（6）：552–568, 1998.

（付記）

本書の執筆は多くの先人たちの著作の多大な恩恵によるものであり、ここに改めて深く謝意を表すとともに、参考文献として巻末にまとめた。細心の注意を払ったつもりではあるが、もし遺漏があれば何卒ご寛容賜れば幸いである。

●著者略歴

近江　翼（おうみ　つばさ）

1982年生まれ。大阪大学大学院医学系研究科博士課程精神医学専攻修了。医学博士。精神保健指定医、精神科専門医、公認心理師、産業医。現在は、埼玉大学教育機構保健センターおよび研究機構社会変革研究センター地域共創研究部門准教授、国立精神・神経医療研究センター精神保健研究所精神疾患病態研究部客員研究員。専攻分野は、リエゾン精神医学、地域精神医学、老年精神医学、精神保健学。日本総合病院精神医学会評議員。さいたま市精神障害者訪問支援（アウトリーチ）事業構成員。

精神科アウトリーチ：心の病に寄り添い、地域で暮らす

2024年3月13日　初版第1刷発行

著　者　近江　翼
発行者　石澤雄司
発行所　株式会社 星和書店
〒168-0074　東京都杉並区上高井戸1-2-5
電話　03（3329）0031（営業部）／03（3329）0033（編集部）
FAX　03（5374）7186（営業部）／03（5374）7185（編集部）
http://www.seiwa-pb.co.jp

印刷・製本　中央精版印刷株式会社

　ISBN978-4-7911-1128-2